チェックリストでわかる！
IBD治療薬の選び方・使い方

重症度と患者背景から導く炎症性腸疾患の処方

監修／日比紀文
編集／小林　拓，新﨑信一郎

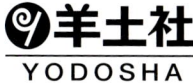

謹告 ──────────────────────────────────

　本書に記載されている診断法・治療法に関しては，発行時点における最新の情報に基づき，正確を期するよう，著者ならびに出版社はそれぞれ最善の努力を払っております．しかし，医学，医療の進歩により，記載された内容が正確かつ完全ではなくなる場合もございます．

　したがって，実際の診断法・治療法で，熟知していない，あるいは汎用されていない新薬をはじめとする医薬品の使用，検査の実施および判読にあたっては，まず医薬品添付文書や機器および試薬の説明書で確認され，また診療技術に関しては十分考慮されたうえで，常に細心の注意を払われるようお願いいたします．

　本書記載の診断法・治療法・医薬品・検査法・疾患への適応などが，その後の医学研究ならびに医療の進歩により本書発行後に変更された場合，その診断法・治療法・医薬品・検査法・疾患への適応などによる不測の事故に対して，著者ならびに出版社はその責を負いかねますのでご了承ください．

監修の序

　炎症性腸疾患（inflammatory bowel disease：IBD）は，過去にはまれな疾患でしたが，患者数の増加は著しく，消化器専門医ばかりでなく一般内科医が日常臨床で必ず遭遇する疾患となりました．潰瘍性大腸炎とクローン病は少し病態が違いますが，その治療には，各患者さんの病態を把握し，それに基づいて適切に行っていくことが重要です．再燃寛解をくり返すIBDは，原因不明で根本治療がないため，速やかな寛解導入も大切であり，寛解維持には長期にわたり治療薬を安全に使用していくことも求められます．さらに，患者さんや家族などその周囲の人々にIBD治療薬を正しく理解していただき，最善の医療が提供できる環境がのぞまれます．

　近年，IBDの治療薬は，革命的な新薬として注目されている抗TNF-α抗体製剤をはじめとして種々の薬剤が使われるようになりました．5-ASA製剤と副腎皮質ステロイドだけの世界はおわり，複雑となったため個々の医師の力が問われ，すべての治療薬剤に精通していることが求められます．

　本書は，IBD治療薬の正しい知識と適正な使用のために小林拓君と新﨑信一郎君が中心となって，度々の試行錯誤をくり返したうえにできあがった他にはないユニークさをもった力作です．特に若手の消化器医師を対象として，実際に若手を指導している中堅に若手目線で編集・執筆をお願いしました．わかりやすさを重視しチェックリストでポイントがわかるようになっています．チェックリストのチェック数を目安に適切な治療が選べるようになっています．個々の薬剤について簡潔に記述されていて，IBDの日常臨床に直接役立つものであり，かつ，日常遭遇する実際の症例が呈示され，個々に応じた適切な治療法も議論されています．

　本書が，病態に応じた適切な治療のために努力している多くの若手消化器医師やIBD専門医に少しでもお役に立てるものとなることを期待しています．

2015年9月

北里大学北里研究所病院　炎症性腸疾患先進治療センター センター長

日比紀文

編集の序

　この度は，数ある医学書の中から，本書を選んでいただきありがとうございました．本書は，IBD（炎症性腸疾患）患者の薬物治療に特化した，「よりわかりやすくより実践的な本」を目指した医学書です．IBD患者を診療する際に，最初はどんな治療薬から始めようか，次はどの治療を選択しようか，寛解には持ち込んだけれどどうやって維持しようか，など悩む場面が多々あるかと思います．そんなときに，ぜひ本書を開いてください．

　本書の特徴として，以下の3点を挙げたいと思います．
① 薬剤ごとの解説（第2章）では，冒頭に「チェックリスト」を掲載し，重症度や合併症の有無，入院・外来の違いなどをチェックすることで，どのような場合にその薬剤が適しているのかがわかります．
② 治療薬の導入・切り替えについての解説（第3章）では，第2章の「チェックリスト」を利用して症例を解説しています．チェックリストを活用することで，エキスパートの考え方が身につきます．
③ 薬の作用・処方例・副作用を単に記載するだけでなく，無効例や再燃例の対処法や寛解導入後の対応，患者への説明までしっかり掲載しています．

　本書は薬物治療に特化した本ではありますが，薬剤以外の治療法である血球成分除去療法や外科的治療にも触れています．IBD診療に欠かすことのできない，これら非薬物治療についても学んでいただくことで，IBDに対する総合的なアプローチを身につけることができるように配慮いたしました．
　本書を企画するにあたり，ほかにみられない実用的かつ特徴のある書籍にしたいという願いのもと，アイデアを試行錯誤の上で練り上げることから始めました．編集にあたっては，ひとりでも多くの先生方にお役立ていただけるよう，幾多の編集会議を重ね検討いたしました．そのなかで，われわれ編集者の未熟さゆえ，ご多忙ななかで原稿を執筆頂きました諸先生方に，最後まで多大なるご迷惑をお掛けしました．この場をお借りしてお詫び申し上げるととも

に，実臨床に即した妥協なく質の高い原稿を執筆いただいたことに，心より御礼申し上げたいと思います．

　最後になりましたが，夜間や休日にもお仕事をお願いした関家麻奈未様，谷口友紀様はじめ羊土社編集部の皆様，そして本書を監修頂きました，北里大学北里研究所病院炎症性腸疾患先進治療センター長　日比紀文教授に，この場をお借りして深謝申し上げます．

2015年9月

小林　　拓
新﨑信一郎

チェックリストでわかる！
IBD治療薬の選び方・使い方

重症度と患者背景から導く炎症性腸疾患の処方　**Contents**

監修の序	日比紀文	3
編集の序	小林 拓，新﨑信一郎	5
本書の使い方		12
カラーアトラス		14

第1章　疾患の概念

§1　潰瘍性大腸炎

1. 潰瘍性大腸炎とは　　仲瀬裕志　24
2. 潰瘍性大腸炎治療の概観　　仲瀬裕志　28

§2　クローン病

1. クローン病とは　　穗苅量太　34
2. クローン病治療の概観　　穗苅量太　39

第2章　治療薬の使い方　コツと落とし穴

§1　薬物治療

1. 5-ASA製剤（経口）　　山本修司　46
2. 5-ASA製剤／副腎皮質ステロイド（局所療法）　　浅野光一　53
3. 副腎皮質ステロイド（経口・経静脈）　　筒井佳苗，猿田雅之　59
4. 免疫調節薬（アザチオプリン・6-メルカプトプリン）　　松浦　稔，本澤有介，仲瀬裕志　66
5. 抗TNF-α抗体製剤（インフリキシマブ・アダリムマブ）　　田中浩紀，宮川麻希，本谷　聡　73
6. カルシニューリン阻害薬（タクロリムス・シクロスポリン）　　松岡克善　82

- 7．経腸成分栄養療法 ……………………………………… 市川仁志　87
- 8．中心静脈栄養 …………………………………… 髙津典孝，松井敏幸　92
- 9．プロバイオティクス ……………………………… 馬場重樹，安藤　朗　97
- 10．漢方薬 …………………………………………………… 川井翔一朗　102
- 11．抗菌薬 ……………………………… 渡辺　修，中村正直，後藤秀実　106

§2　その他の治療

- 1．血球成分除去療法 ………………………………………… 中川倫夫　111
- 2．外科手術 ………………………………………… 内野　基，池内浩基　116
- 3．現在開発中の新規治療 …………………………… 藤井俊光，渡辺　守　122

第3章　治療薬の導入・切り替えの考え方

§1　潰瘍性大腸炎

- 1．直腸炎型は何から治療するか ……………………………… 諸星雄一　130
  - 症例❶ 40代女性，直腸炎型初発例
  - 症例❷ 40代男性，局所療法無効の直腸炎型再燃例
- 2．全大腸炎型初発例は何から治療するか …………………… 齊藤詠子　137
  - 症例❶ 20代女性，全大腸炎型初発例
  - 症例❷ 30代男性，全大腸炎型初発例
- 3．ステロイド抵抗例の次の一手 ……………………………… 小林　拓　145
  - 症例❶ 20代男性，ステロイド抵抗性全大腸型入院例
  - 症例❷ 30代女性，外来治療のステロイド依存・抵抗性全大腸型
- 4．ステロイド抵抗性症例で抗TNF-α抗体製剤へ変更した後の
     見極め …………………………………………………… 山田哲弘　154
  - 症例❶ 20代男性，IFX導入後，一次無効となった全大腸炎型症例
  - 症例❷ 50代男性，ADAで寛解導入後，二次無効となった左側大腸炎型症例
- 5．ステロイド抵抗性症例でカルシニューリン阻害薬へ変更した後の
     見極め ………………………………… 井上拓也，柿本一城，樋口和秀　163
  - 症例❶ 50代男性，タクロリムス減量中に悪化した症例
  - 症例❷ 30代女性，タクロリムス減量中に悪化した症例
- 6．ステロイド抵抗性症例で血球成分除去療法を行った後の
     見極め ……………………………………… 遠藤克哉，諸井林太郎　169
  - 症例❶ 30代男性，血球成分除去療法が奏功した症例
  - 症例❷ 60代男性，血球成分除去療法が無効であった症例

Contents

7. 寛解後の維持療法をどうするか ……………………………… 吉田篤史　176
   - 症例❶ 20代女性．プレドニゾロンで寛解導入した症例
   - 症例❷ 40代男性．タクロリムスで寛解導入した症例

8. 慢性持続型症例の治療をどう強化するか ……………………… 吉野琢哉　184
   - 症例❶ 30代男性．下痢，5-ASA製剤無効の慢性持続型症例
   - 症例❷ 20代男性．血便，ステロイド依存性の全大腸炎型慢性持続症例

9. 劇症型の治療や手術のタイミングをどう見極めるか ………… 横山陽子　193
   - 症例❶ 20代女性．全大腸炎型劇症例
   - 症例❷ 60代男性．ステロイド大量投与無効の全大腸炎型劇症例

10. 術後回腸嚢炎はどのように治療をするか
    ……………………………… 辰巳健志，杉田　昭，小金井一隆　201
    - 症例❶ 40代女性．腹痛，水様便，排便回数の増加を主訴に来院
    - 症例❷ 40代女性．腹痛，水様便，排便回数の増加を主訴に来院

§2 クローン病

1. 初発クローン病はTop downかStep upか
   ……………………………… 新﨑信一郎，飯島英樹，竹原徹郎　206
   - 症例❶ 20代男性．小腸型初発例
   - 症例❷ 30代男性．小腸型初発例

2. 狭窄を伴う症例の治療選択 …………………………………… 河口貴昭　213
   - 症例❶ 30代男性．大腸狭窄の大腸・小腸型症例
   - 症例❷ 20代男性．小腸狭窄の小腸型症例

3. 肛門病変や外瘻を伴う症例の治療選択 … 西村潤一，水島恒和，森　正樹　223
   - 症例❶ 30代男性．手術創における外瘻症例
   - 症例❷ 30代女性．肛門周囲に膿瘍を認めた症例

4. 寛解後の維持療法をどうするか ……………………………… 鎌田紀子　230
   - 症例❶ 40代男性．術後の寛解維持療法
   - 症例❷ 10代女性．痔瘻を伴った症例の維持療法

5. クローン病における術後治療をどうするか ………………… 日山智史　236
   - 症例❶ 30代男性．吻合部切除術，S状結腸切除術後症例
   - 症例❷ 60代女性．小腸・大腸型，回盲部切除術後

6. 高齢者の難治症例をどう治療するか ………………………… 髙本俊介　242
   - 症例❶ 70代男性．高齢者における小腸・大腸型，穿孔症例
   - 症例❷ 60代男性．高齢者の大腸型複雑痔瘻症例

付録　妊娠，授乳婦における薬剤の安全性 …………………… 八木澤啓司　250

略語一覧 …………………………………………………………………………… 257

索　引 ……………………………………………………………………………… 259

執筆者一覧

監　修

日比　紀文	北里大学北里研究所病院炎症性腸疾患先進治療センター

編　集

小林　　拓	北里大学北里研究所病院炎症性腸疾患先進治療センター
新﨑信一郎	大阪大学大学院医学系研究科消化器内科学

執筆者（掲載順）

仲瀬　裕志	京都大学医学部附属病院内視鏡部
穂苅　量太	防衛医科大学校消化器内科
山本　修司	滋賀県立成人病センター消化器内科
浅野　光一	九州大学大学院病態機能内科学
筒井　佳苗	東京慈恵会医科大学附属病院消化器・肝臓内科
猿田　雅之	東京慈恵会医科大学附属病院消化器・肝臓内科
松浦　　稔	京都大学医学部附属病院消化器内科
本澤　有介	京都大学医学部附属病院消化器内科
田中　浩紀	札幌厚生病院IBDセンター
宮川　麻希	札幌厚生病院IBDセンター
本谷　　聡	札幌厚生病院IBDセンター
松岡　克善	東京医科歯科大学消化器内科
市川　仁志	東海大学八王子病院消化器内科
髙津　典孝	福岡大学筑紫病院消化器内科
松井　敏幸	福岡大学筑紫病院消化器内科
馬場　重樹	滋賀医科大学医学部附属病院内科学講座（消化器）
安藤　　朗	滋賀医科大学医学部附属病院内科学講座（消化器）
川井翔一朗	大阪大学大学院医学系研究科消化器内科学
渡辺　　修	名古屋大学大学院医学系研究科消化器内科学
中村　正直	名古屋大学大学院医学系研究科消化器内科学
後藤　秀実	名古屋大学大学院医学系研究科消化器内科学
中川　倫夫	千葉大学医学部附属病院消化器内科

内野　　基	兵庫医科大学病院炎症性腸疾患学講座
池内　浩基	兵庫医科大学病院炎症性腸疾患学講座
藤井　俊光	東京医科歯科大学消化器内科潰瘍性大腸炎・クローン病先端治療センター
渡辺　　守	東京医科歯科大学消化器内科潰瘍性大腸炎・クローン病先端治療センター
諸星　雄一	横浜市立市民病院消化器病センター
齊藤　詠子	北里研究所病院炎症性腸疾患先進治療センター
小林　　拓	北里大学北里研究所病院炎症性腸疾患先進治療センター
山田　哲弘	東邦大学医療センター佐倉病院消化器内科
井上　拓也	大阪医科大学第二内科
柿本　一城	大阪医科大学第二内科
樋口　和秀	大阪医科大学第二内科
遠藤　克哉	東北大学病院消化器内科
諸井林太郎	岩手県立胆沢病院消化器内科
吉田　篤史	大船中央病院消化器・IBDセンター
吉野　琢哉	田附興風会医学研究所北野病院炎症性腸疾患センター
横山　陽子	兵庫医科大学炎症性腸疾患学講座内科部門
辰巳　健志	横浜市立市民病院炎症性腸疾患センター
杉田　　昭	横浜市立市民病院炎症性腸疾患センター
小金井一隆	横浜市立市民病院炎症性腸疾患センター
新﨑信一郎	大阪大学大学院医学系研究科消化器内科学
飯島　英樹	大阪大学大学院医学系研究科消化器内科学
竹原　徹郎	大阪大学大学院医学系研究科消化器内科学
河口　貴昭	慶應義塾大学医学部消化器内科
西村　潤一	大阪大学大学院医学系研究科消化器外科学
水島　恒和	大阪大学大学院医学系研究科消化器外科学
森　　正樹	大阪大学大学院医学系研究科消化器外科学
鎌田　紀子	大阪市立大学大学院医学研究科消化器内科学
日山　智史	大阪大学大学院医学系研究科消化器内科学
髙本　俊介	防衛医科大学校病院消化器内科・光学医療診療部
八木澤啓司	北里大学北里研究所病院薬剤部

本書の使い方

第2章 治療薬の使い方 コツと落とし穴

IBD治療薬の選択に役立つチェックリストを掲載．治療薬の特徴に加え，薬剤の使い方についてコツと落とし穴を解説しています．

チェックリストに掲載されている事柄

潰瘍性大腸炎・クローン病それぞれの「導入療法」「維持療法」において，「どのような患者さんに適しているか」という条件を示したチェック項目を記載しています

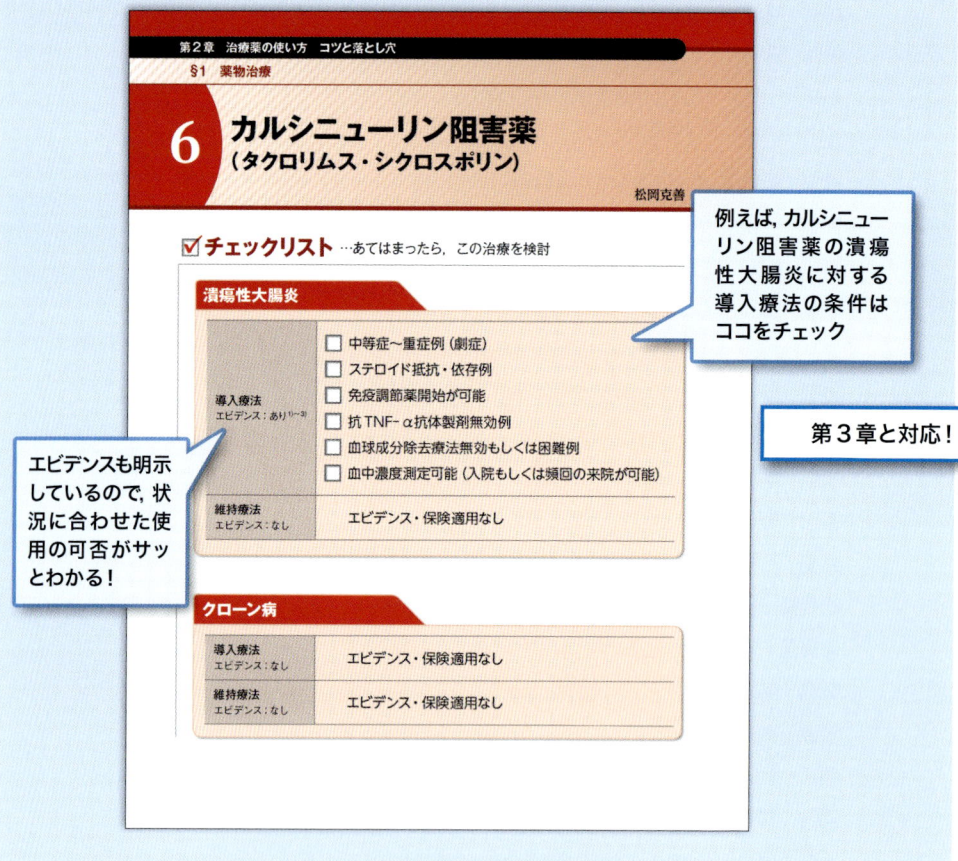

例えば，カルシニューリン阻害薬の潰瘍性大腸炎に対する導入療法の条件はココをチェック

第3章と対応！

エビデンスも明示しているので，状況に合わせた使用の可否がサッとわかる！

チェックリストを活用するにあたってのお願い
- チェックリストはその治療を行うにあたりふさわしい条件のリストです．
- チェックが多いほど使用を積極的に考える目安になります．
- ただし，必ずしもあらゆる場面でチェックの数が多い治療ほど他の治療よりふさわしいとは限らないため，本書の各治療の内容や添付文書をよく読んだうえで臨床に活用してください．

第3章 治療薬の導入・切り替えの考え方

患者さんを診るときは，まずこのページをチェック！
チェックリストを見れば，患者さんにあった適切な治療が一目でわかるようになっています．

第3章 治療薬の導入・切り替えの考え方
§1 潰瘍性大腸炎

3 ステロイド抵抗例の次の一手

小林 拓

エキスパートはこう考える

1950年代に潰瘍性大腸炎に対して副腎皮質ステロイドが使用されるようになり，その予後は劇的に改善した．ステロイドの有効性は約80%とされるが，罹患者…

候補となる薬剤・チェックリスト

内科的治療

抗TNF-α抗体製剤 →p.73	□ 中等症〜重症例 □ ステロイド抵抗・依存例 □ 免疫調節薬で寛解維持困難例	□ 免疫調節薬不耐例 □ カルシニューリン阻害薬無効例 □ 血球成分除去療法無効
カルシニューリン阻害薬 →p.82	□ 中等症〜重症例（劇症） □ ステロイド抵抗・依存例 □ 免疫調節薬開始が可能 □ 抗TNF-α抗体製剤無効例	
血球成分除去療法 →p.111	□ 5-ASA製剤不耐・無効例 □ ステロイド依存または抵抗例 □ 劇症例ではない	

外科的治療

緊急/準緊急手術 →p.116	□ 穿孔 □ 大量出血 □ 中毒性巨大結腸症
待機手術 →p.116	□ 劇症 □ 癌/dysplasia □ 長期ステロイド依存の軽症，中等症例

※手術は1つでも当てはまる場合は考慮する

症例でわかる治療の進め方

症例❶ 20代男性．ステロイド抵抗性全大腸型入院例

〈現病歴〉
2年前に粘血便を認め，下部消化管内視鏡…と診断．サラゾスルファピリジン内服…

症例❶のチェックリスト

内科的治療

抗TNF-α抗体製剤	☑ 中等症〜重症例 ☑ ステロイド抵抗・依存例 □ 免疫調節薬で寛解維持困難例	□ カルシニューリン阻害薬無効例 □ 免疫調節薬不耐例 □ 血球成分除去療法無効もしくは困難例
カルシニューリン阻害薬	☑ 中等症〜重症例（劇症） ☑ ステロイド抵抗・依存例 ☑ 免疫調節薬開始が可能 □ 抗TNF-α抗体製剤無効例	☑ 血球成分除去療法無効もしくは困難例 ☑ 血中濃度測定可能（入院もしくは頻回の来院が可能）
血球成分除去療法	☑ 5-ASA製剤不耐・無効例 ☑ ステロイド依存または抵抗例 ☑ 劇症例ではない	□ 免疫抑制治療に副作用・不安がある（もしくは懸念される） ☑ 静脈確保と頻回の施行が可能

外科的治療→該当項目なし

補助療法

中心静脈栄養	□ 重症，劇症例 □ 腸管安静が必要 □ 全身状態不良	□ 栄養状態不良 □ 巨大結腸症の併発
プロバイオティクス	☑ 軽症〜中等症 □ 補助療法	□ 疑診例
抗菌薬	☑ 中等症〜重症 □ 回腸嚢炎	□ 感染症を合併する，もしくは疑われる症例

→チェックの多いカルシニューリン阻害薬を選択した（抗TNF-α抗体製剤を選択することも可能）

よく出会う状況ごとに治療の進め方を解説

候補となる治療法とそのチェックリストをココに提示

症例をもとにチェックリストを活用した具体的な治療の進め方を解説

提示した症例でのチェックリストの活用法を例示

症例で選択した治療法

以前投与し無効であった場合などで選択肢とならないもの

13

Color Atlas

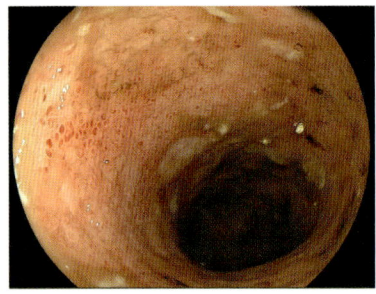

1 UC 患者活動期の内視鏡所見
(p.27 図1参照)

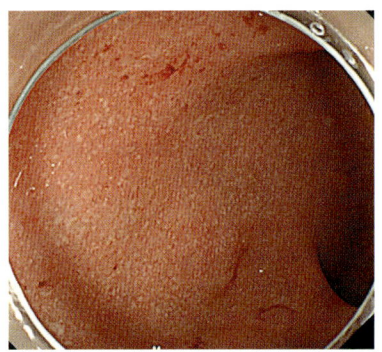

2 下部消化管内視鏡検査
(p.132 図1参照)

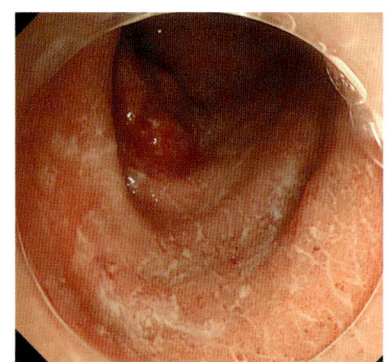

3 下部消化管内視鏡検査
(p.135 図2参照)

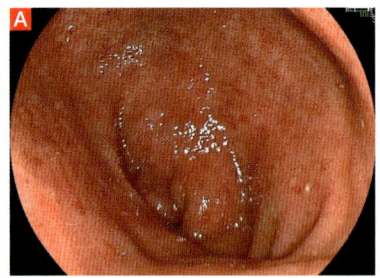

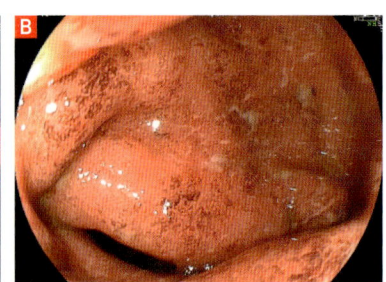

4 近医での下部消化管内視鏡所見
A：下行結腸　B：S状結腸
(p.139 図1参照)

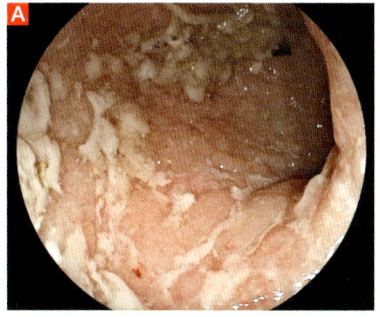

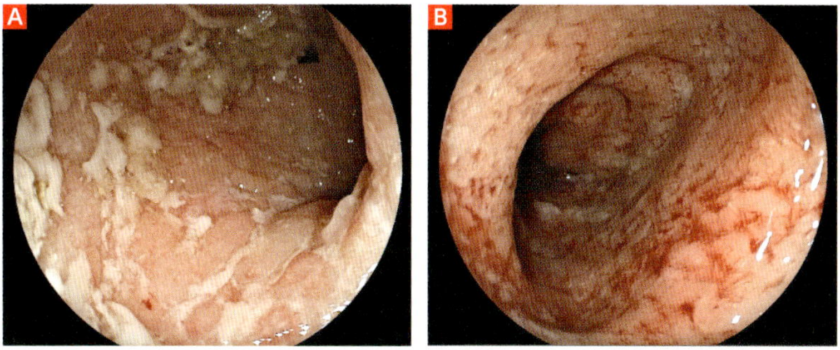

5 近医での下部消化管内視鏡所見
A：下行結腸　B：S状結腸
(p.142　図2参照)

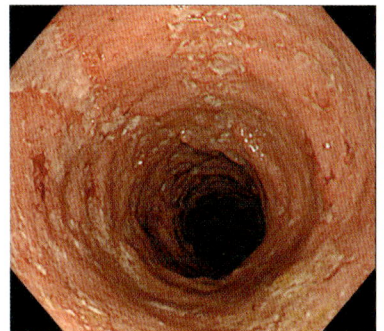

6 ステロイド投与後の下部消化管内視鏡所見
(p.147　図1参照)

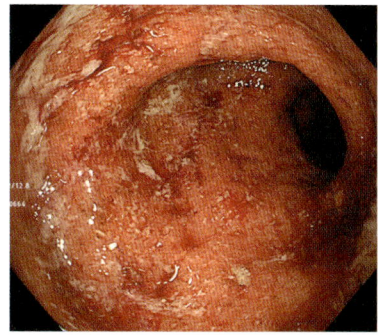

7 ステロイド再開後の下部消化管内視鏡所見
(p.152　図2参照)

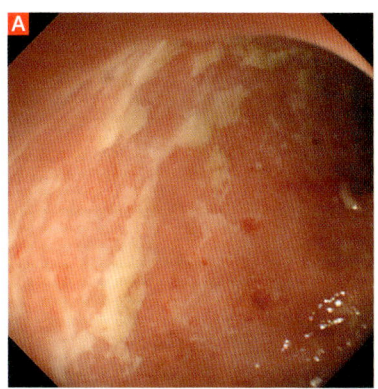
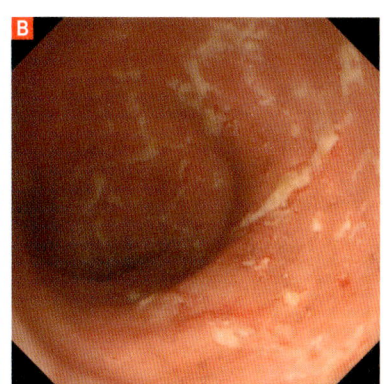

8 3回め再燃時の下部消化管内視鏡検査
A：S状結腸　B：直腸
(p.156　図1参照)

Color Atlas

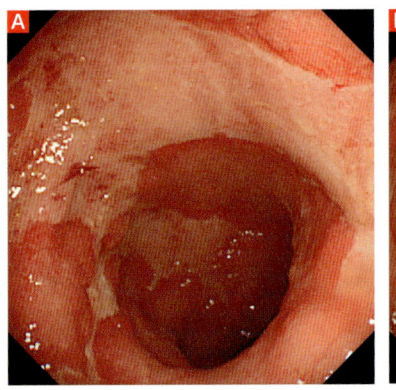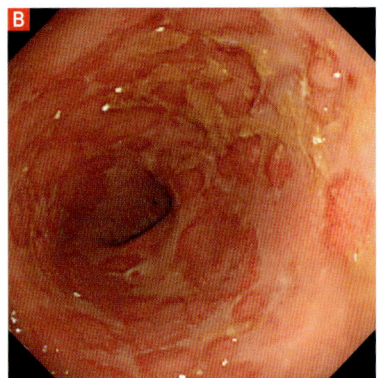

9 ADA投与前の下部消化管内視鏡検査
A：S状結腸　B：直腸
(p.159　図2参照)

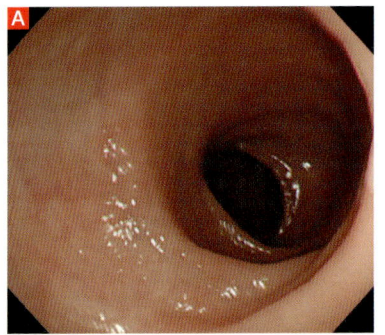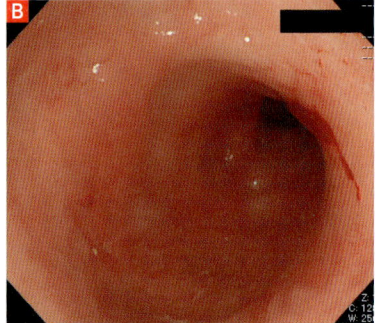

10 ADA投与後6カ月の下部消化管内視鏡検査
A：S状結腸　B：直腸
(p.160　図3参照)

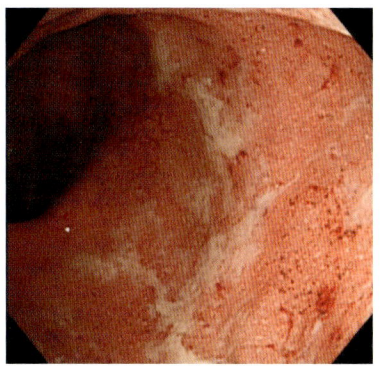

11 GMA施行前の内視鏡所見（直腸）
血管透見像が消失し，発赤，膿汁付着，軽度の自然出血を認める中等症の所見．
(p.171　図1参照)

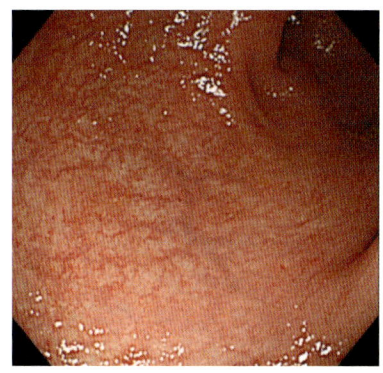

12 GMA 10回施行後の内視鏡所見
血管透見像が回復し，ほぼ寛解の所見．
(p.171　図2参照)

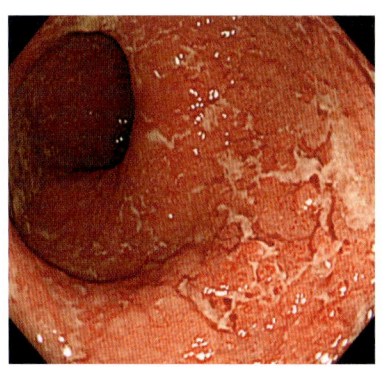

13 GMA施行前の内視鏡所見（直腸）
血管透見像が消失し，発赤，浅い潰瘍，膿汁付着，軽度の自然出血を認める中等症の所見．
(p.174　図3参照)

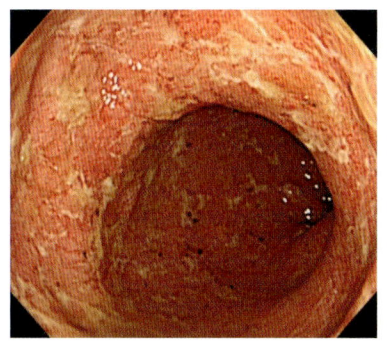

14 GMA 10回施行後の内視鏡所見
GMA開始前と比べほぼ不変であった．
(p.174　図4参照)

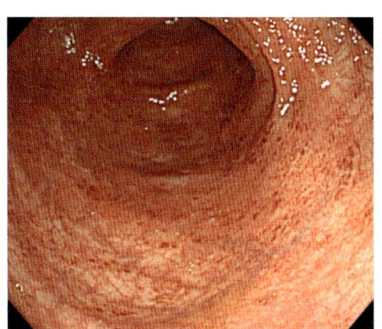

15 5-ASA製剤導入後，臨床的寛解時の下部消化管内視鏡検査
(p.178　図1参照)

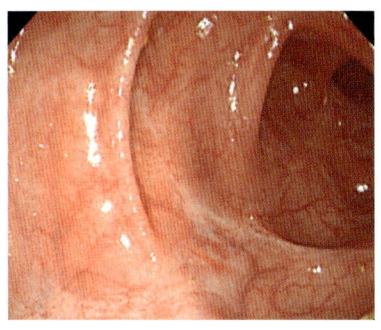

16 タクロリムス再導入後，臨床的寛解時における下部消化管内視鏡検査
(p.181　図2参照)

Color Atlas

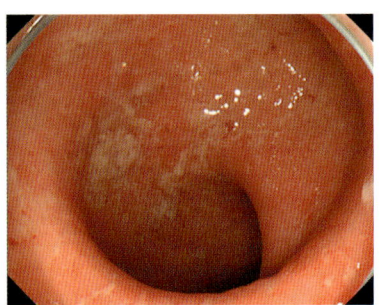

17 下部消化管内視鏡検査
(p.186 図1参照)

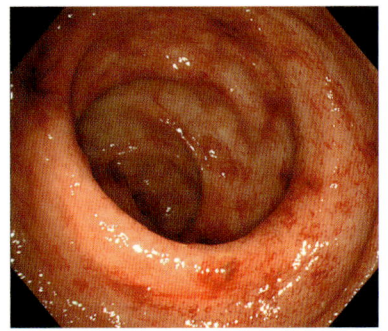

18 下部消化管内視鏡検査
(p.189 図2参照)

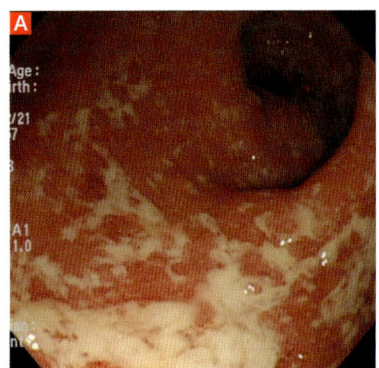
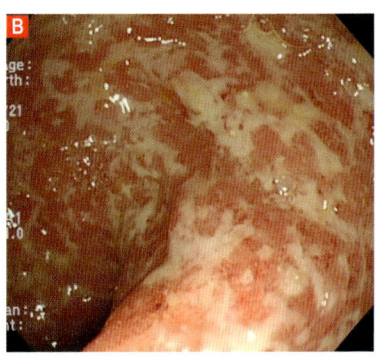

19 治療前の下部消化管内視鏡所見
(p.195 図1参照)

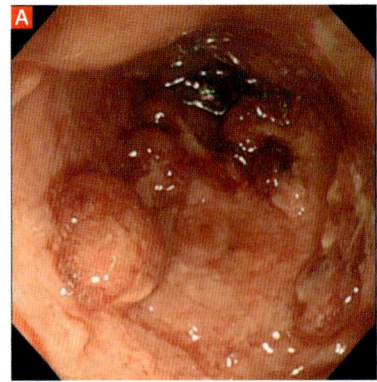
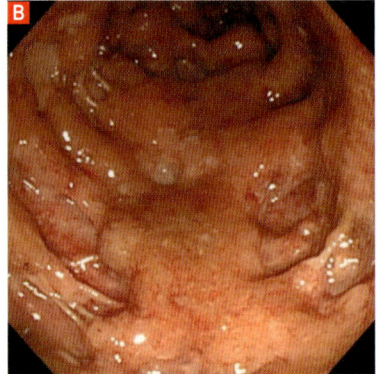

20 治療前の下部消化管内視鏡所見
(p.199 図2参照)

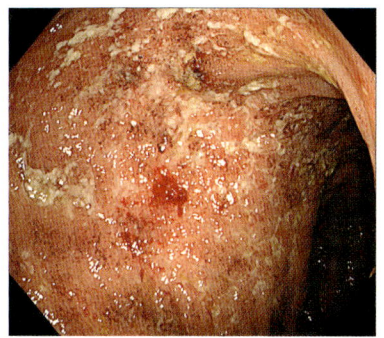
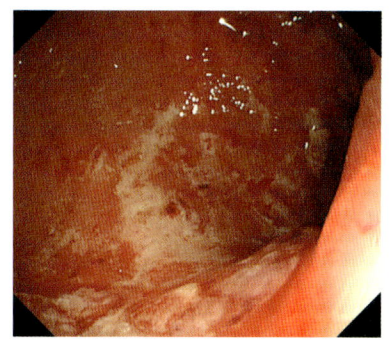

21 下部消化管内視鏡所見
（p.202　図1参照）

22 下部消化管内視鏡所見
（p.204　図2参照）

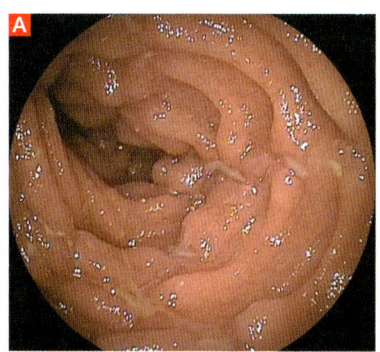
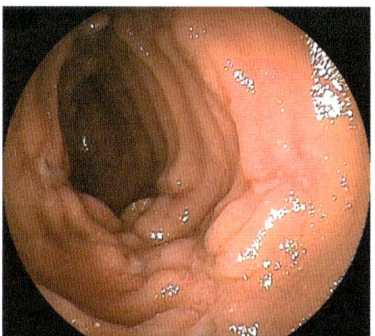

23 バルーン小腸内視鏡
A：空腸　B：回腸
（p.208　図1参照）

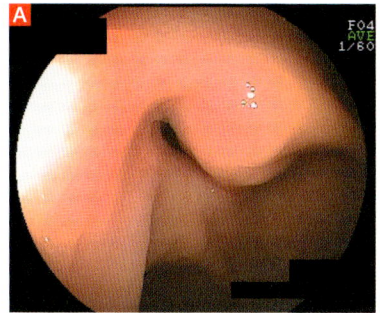
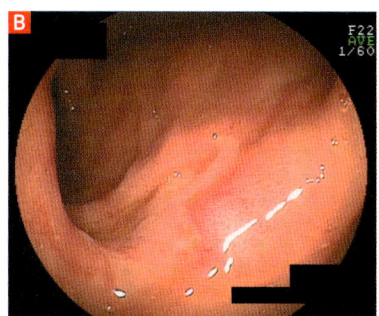

24 バルーン小腸内視鏡
A：回盲弁　B：回腸末端
（p.212　図2参照）

19

Color Atlas

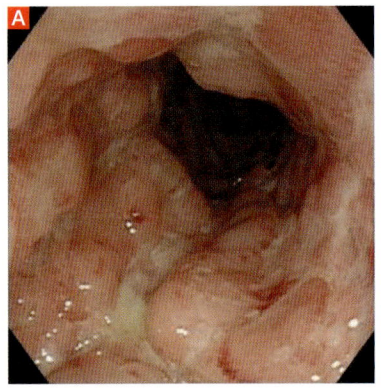
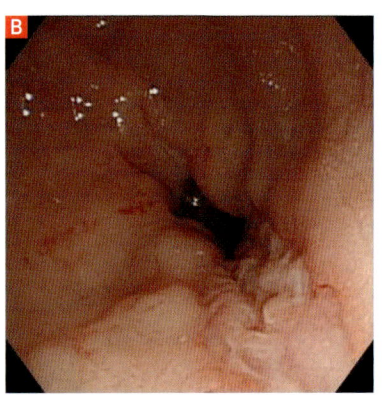

25 治療前の下部消化管内視鏡所見
A：S状結腸　B：下行結腸吻合部
(p.217　図1参照)

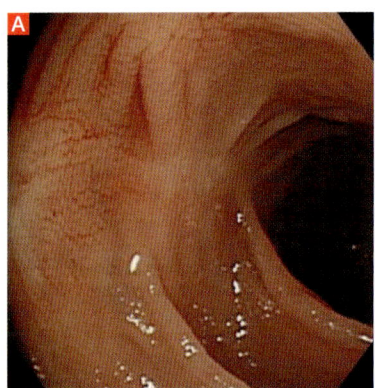
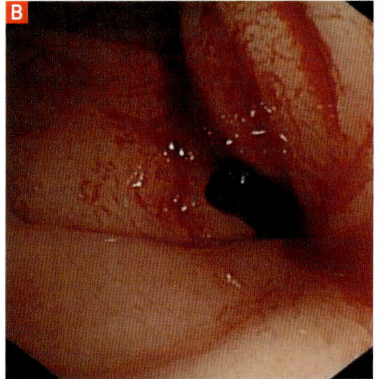

26 治療後の下部消化管内視鏡所見
A：S状結腸　B：下行結腸吻合部
(p.218　図2参照)

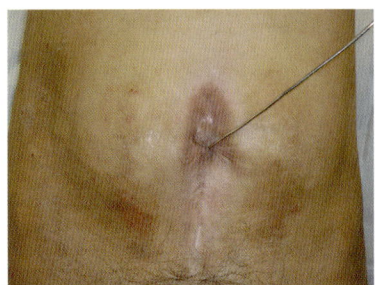

27 下腹部の手術創
瘻孔にゾンデを挿入している．
(p.225　図1参照)

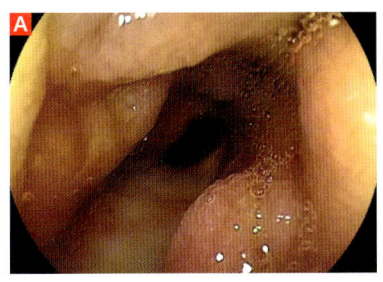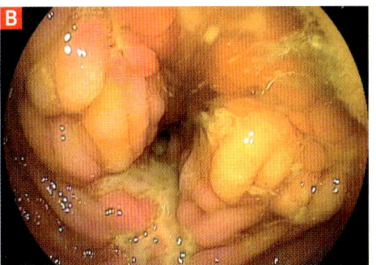

28 小腸内視鏡検査
A：吻合部より口側4cmの部位に縦走潰瘍を認める．
B：狭窄を認める．
（p.227　図4参照）

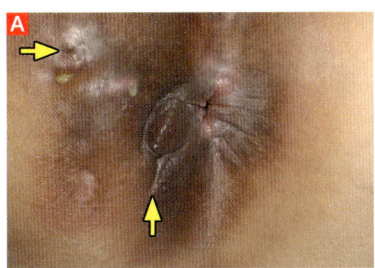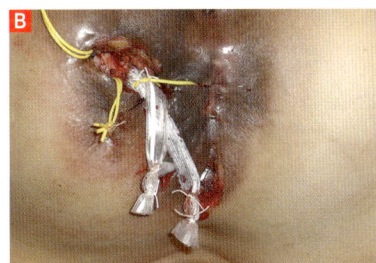

29 肛門病変の写真
A：7時，10時方向に二次孔（⇨）を認める．
B：10時方向の膿瘍部皮膚を円形に切離し9時方向に認めた一次孔と二次孔，二次孔と二次孔にシートンドレナージを施行．
（p.229　図6参照）

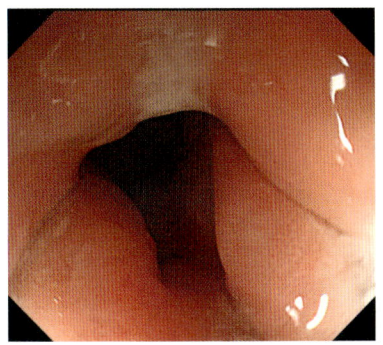

30 下部消化管内視鏡で認めた潰瘍
肛門管の縦走潰瘍がみられる．
（p.234　図1参照）

第 1 章

疾患の概念

第1章 疾患の概念
§1 潰瘍性大腸炎

1 潰瘍性大腸炎とは

仲瀬裕志

Point

- わが国の潰瘍性大腸炎患者数は増加傾向にあり，米国に次いで世界で第2位である
- 潰瘍性大腸炎は，疾患感受性遺伝子，環境因子，腸内細菌叢の構成変化が発症に関与している
- 潰瘍性大腸炎の免疫反応はクローン病と異なり，複雑である

はじめに

　1875年に潰瘍性大腸炎（UC）が初めて報告された．この疾患は主として粘膜を侵し，しばしばびらんや潰瘍を形成する原因不明の大腸のびまん性非特異性炎症である．UCの病因は未だに明らかとなっていない．

　UCは，下痢や粘血便（血液・粘液・膿の混じった軟便），発熱や体重減少などの症状が主体である．病状は，おさまったり（寛解期），悪化したり（活動期）を長期にわたってくり返す．また，重症の場合は手術を余儀なくされる場合もある．炎症は通常，肛門に近い部位（直腸）から炎症が始まり，口側の結腸に向かって連続性に拡がっていくと考えられており，炎症の範囲によって直腸炎型，左側大腸炎型，全大腸炎型に分類される．日本においては，発症年齢は25～30歳にピークがあり，有病者数は，30代で最多である．40～50代ぐらいまでの幅広い年代層に患者がみられる．性差は認められないが，やや男性に多い傾向がある（UCの男性比率53.7％）．実は，平成25年の厚生労働省衛生行政報告では，わが国のUC患者数は166,000人とされおり，米国に次いで世界で第2位となってきている．なぜこのようにUC患者が増加してきているのだろうか？　その病因について少し触れてみたいと思う．

ゲノムワイド関連解析（GWAS）からみた潰瘍性大腸炎の病因

　2011年のゲノムプロジェクトにより欧米人IBDの遺伝子解析結果から，163の

感受性候補座位が報告された[1]．重要な点は，①この感受性SNPのうち，110はクローン病（CD）とUCに共通であり，各疾患に特異的なものは少なかったこと，②それぞれのオッズ比が非常に小さいこと（1.1〜1.2），③臨床的には多様な表現型が存在することだ．このようなことを踏まえると，**炎症性腸疾患（IBD）ならびにUCの疾患病因を遺伝子解析の結果のみで，結論づけることはできない**．

潰瘍性大腸炎の発症にかかわる環境因子とは？

今まで虫垂切除歴，喫煙習慣，経口避妊薬の使用がUCの発症に関与するとの報告がなされてきた．また，近年，イソフラボン（エストロゲンと同様の構造を有する）の高摂取者（特に女性）では，UCの発症が約2倍になるとする研究結果が日本から報告されている[2]．非常に興味深い結果といえる．

腸内細菌叢の変化と潰瘍性大腸炎発症との関連

近年，16SリボゾームRNA（16SrRNA）系統解析法にて，便中の腸内細菌叢を定量的かつ網羅的に解析することが可能となった．ヒト炎症性腸疾患患者では，腸内細菌叢が健常人と比較して大きく異なっていることが報告されている．UC患者では特定の細菌の増減が報告されている．しかしながら，UC発症に特定の腸内細菌が必須なのか？ 腸内細菌叢のバランスが重要なのか？については明らかとはなっていない．*Clostridium difficile*感染症に対して糞便移植（FMT）が従来のバンコマイシン治療より効果的であったという報告は衝撃的なものであった[3]．では，UCなどのIBDへの効果はどうなのであろうか？ 1989年にBennetは，彼自身がUCであり，治療目的でFMTを行った結果，6カ月間寛解維持可能であったという報告がなされている（**表1**）．その後も，BorodyらがFMTの症例を報告し，ある程度の効果が期待されるものの[4]，2014年の米国消化器病学会でのFMTの治療報告は否定的であった．

病因については，まだ不明な点が多いUCだが，現時点ではこの疾患は多因子疾患であり，疾患感受性遺伝子と環境因子（食餌因子，衛生状況，抗菌薬の使用など）が絡み合って，腸内細菌叢の構成変化（おそらく腸内細菌叢のみだれ"dysbiosis"は二次的な変化）をきたし，種々の免疫異常が生じることが発症に強くかかわっていると考えられる．

表1 IBDに対する糞便移植治療

論文	疾病	罹患年数	これまでの治療	前治療	投与様式	寛解維持期間
Bennet and Brinkman, 1989 (81)	UC	7	AS, S	抗菌薬 and PEG	注腸保持	6カ月
Borody et al., 1989 (78)	UC	1.5	AS	Not reported	注腸保持	3カ月
〃	CD	0	なし	記載なし	注腸保持	4カ月
Borody et al., 2003 (82)	UC	6	AS, S	V, M, R, PEG	注腸保持	13カ月
〃	UC	20	AS, S	V, M, R, PEG	注腸保持	12カ月
〃	UC	5	AS, S, A, C	V, M, R, PEG	注腸保持	4カ月
〃	UC	14	AS, S, A	V, M, R, PEG	注腸保持	2カ月
〃	UC	15	AS, S, A	V, M, R, PEG	注腸保持	12カ月
〃	UC	10	AS, S, A	V, M, R, PEG	注腸保持	12カ月

A：アザチオプリン，AS：アミノサリチル酸，C：シクロスポリン，CD：クローン病，M：メトロニダゾール，PEG：ポリエチレングリコール，R：リファンピシン，S：ステロイド，UC：潰瘍性大腸炎，V：バンコマイシン．

潰瘍性大腸炎治療を考えるうえで，病態に関連する機序を考えることは大事である

　UC患者の活動期の内視鏡所見（図1）をご覧になったことがあるだろうか？ UCの活動期には，健常粘膜が介在しないことが内視鏡所見の特徴である．粘膜は発赤，浮腫状を呈するため，血管透見性が消失する．また，粘膜表面は粗造で細顆粒状を呈し，膿性粘液の付着はみられることがほとんどだ．さて，これらの所見は，**UCの炎症の首座が粘膜にある**ことを示唆している．UC治療の第一選択である5-アミノサリチル酸（5-ASA）製剤は，この粘膜内の炎症抑制に働くことがわかっている．また，腸管粘膜のバリヤーの機能異常がUCの病態に関与している可能性があり（図2），多くの先生方が，腸管上皮再生療法に取り組んでいる．

　一方，抗TNF-α抗体製剤の出現によって，CDのnatural historyは大きく変遷したといっても過言ではない．今までの研究からするとCDは基本Th1/Th17免疫応答が優位な疾患であり，したがって，抗TNF-α抗体製剤による治療効果が期待できると考えられる．しかしながら，UCの免疫応答はTh1/Th17免疫応答だけではなく，IL4, IL-13といったTh2系のサイトカインや最近ではIL-9もその病態に関与しているとされている．つまりCDに比べると，UCの病態にはさまざまなサイトカインが複雑に関与しているため，抗TNF-α抗体製剤の治療効果がCDほど期待できない可能性がある．今後は，UC患者治療を行ううえで，様々なメカニズムを考えて取り組んでいく必要があると考えられる．

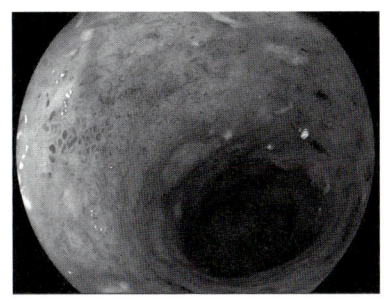

図1　UC患者活動期の内視鏡所見
カラーアトラスp.14 ■参照

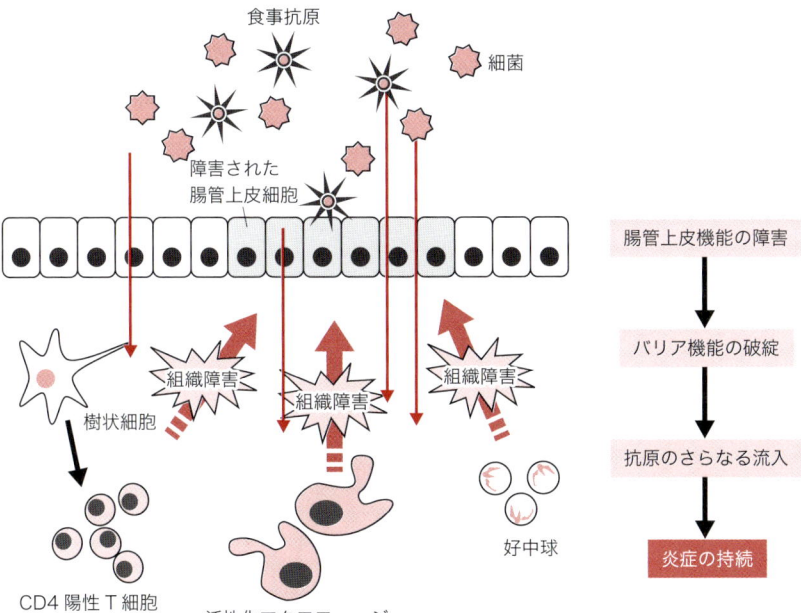

図2　腸管粘膜機能障害からみた潰瘍性大腸炎の病態
腸管粘膜バリヤー機能障害により，食餌や細菌由来の腸管内抗原の上皮細胞下への侵入が容易となる．その結果，粘膜内免疫担当細胞との間で過剰な免疫反応が生じ，さらなる粘膜障害が持続する．

文献
1) Jostins L, et al：Nature, 491：119-124, 2012
2) Ohfuji S, et al：PLoS One, 9：e110270, 2014
3) Borody TJ & Khoruts A：Nat Rev Gastroenterol Hepatol, 9：88-96, 2011
4) Damman CJ, et al：Am J Gastroenterol, 107：1452-1459, 2012

第1章 疾患の概念
§1 潰瘍性大腸炎

2 潰瘍性大腸炎治療の概観

仲瀬裕志

> **Point**
> - 潰瘍性大腸炎に対する根治的な内科的治療は確立されていない．内科的治療の目標は寛解への早期導入と再燃防止の長期維持である
> - いろいろな治療法が増えれば増えるほど，私たち臨床医は，個々の患者に適した薬剤使用を心がける必要がある

はじめに

　潰瘍性大腸炎（UC）に対する根治的な内科的治療は確立されていない．現状では，内科的治療の目標は寛解への早期導入と再燃防止の長期維持である．活動期においては，患者の全身状態，病変の罹患範囲などを的確に診断し，基本的には厚生労働省の提案している治療指針に基づき，治療を進めていくことが必要である（図1，2）．重症例においては，手術という治療法を常に念頭におき，外科とのコミュニケーションをとりながら薬物治療を進めていくべきである．さて，UC治療はこの10年で大きく変遷した．また，治療方法の選択肢が，欧米より多いということを皆さんご存じだろうか？　実は，UCに対する血球成分除去療法やタクロリムスによる治療は日本から発信されたものである．ただし，いろいろな治療法が増えれば増えるほど，私たち臨床医は，個々の患者に適した使用を心がける必要がある．個々の薬剤についての詳細な使用方法は各論に委ねたいと思うので，この章ではごく簡単に概略を述べさせていただく．

　また，潰瘍性大腸炎治療のコンセプトもこの10年で大きくかわってきた．患者QOL（長期寛解維持，手術回避，大腸癌予防）を考慮した場合，臨床的寛解から内視鏡的寛解が治療目標となってきたのである．

　しかしながら，すべての患者さんに内視鏡が必要だろうか？そういう意味でのbiomarkerの開発は大きい．便中の潜血反応の定量化，calprotectinなどのマーカーは今後大に期待しうるものである．

寛解導入療法

	軽症	中等症	重症	劇症
左側大腸炎型／全大腸炎型	経口剤：5-ASA製剤 注腸剤：5-ASA注腸，ステロイド注腸 ※中等症で炎症反応が強い場合や上記で改善ない場合はプレドニゾロン経口投与 ※さらに改善なければ重症またはステロイド抵抗例への治療を行う ※直腸部に炎症を有する場合はペンタサ坐剤が有用		・プレドニゾロン経口あるいは点滴静注 ※状態に応じ以下の薬剤を併用 経口剤：5-ASA製剤 注腸剤：5-ASA注腸，ステロイド注腸 ※改善なければ劇症またはステロイド抵抗例の治療を行う ※状態により手術適応の検討	・緊急手術の適応を検討 ※外科医と連携のもと，状況が許せば以下の治療を試みてもよい． ・ステロイド大量静注療法 ・シクロスポリン持続静注療法* ・タクロリムス経口 ※上記で改善なければ手術
直腸炎	経口剤：5-ASA製剤 坐剤：5-ASA坐剤，ステロイド坐剤 注腸剤：5-ASA注腸，ステロイド注腸　　　　　※安易なステロイド全身投与は避ける			
難治例	ステロイド依存例		ステロイド抵抗例	
	免疫調節薬：・アザチオプリン 　　　　　　　・6-MP* ※（上記で改善しない場合）： 　血球成分除去療法・タクロリムス経口・インフリキシマブ点滴静注・アダリムマブ皮下注射を考慮してもよい		中等症：血球成分除去療法・タクロリムス経口・インフリキシマブ点滴静注・アダリムマブ皮下注射 重　症：血球成分除去療法・タクロリムス経口・インフリキシマブ点滴静注・アダリムマブ皮下注射・シクロスポリン持続静注療法* ※アザチオプリン・6-MP*の併用を考慮する ※改善がなければ手術を考慮	

寛解維持療法

非難治例	難治例
5-ASA経口製剤 5-ASA局所製剤	5-ASA製剤（経口・局所製剤） 免疫調節薬（アザチオプリン，6-MP*），インフリキシマブ点滴静注**，アダリムマブ皮下注射**

図1　平成25年度潰瘍性大腸炎治療指針（内科）

＊：現在保険適応には含まれていない　　＊＊：インフリキシマブ・アダリムマブで寛解導入した場合
5-ASA経口製剤：（ペンタサ®錠，アサコール®錠，サラゾピリン®錠），5-ASA局所製剤：（ペンタサ®注腸，ペンタサ®坐剤，サラゾピリン®坐剤），
ステロイド局所製剤：（プレドネマ®注腸，ステロネマ®注腸，リンデロン®坐剤）．
※（治療原則）内科治療への反応性や薬物による副作用あるいは合併症などに注意し，必要に応じて専門家の意見を聞き，外科治療のタイミングなどを誤らないようにする．薬用量や治療の使い分け，小児や外科治療など詳細は本文を参照のこと．
（厚生労働科学研究費補助金難治性疾患研究事業「難治性炎症性腸管障害に関する調査研究」班（渡辺班）平成25年分担研究報告書，2014より引用）

　内視鏡所見，biomakerをみながら，UC治療を調節していく日はもうそこまできているといっても過言ではない．

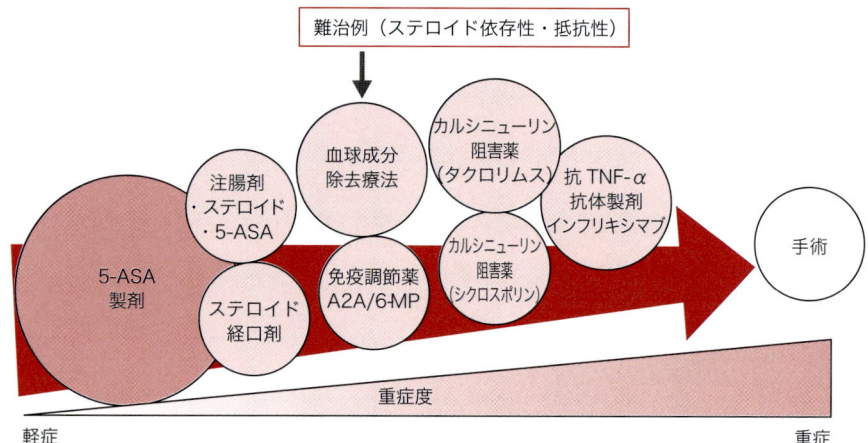

図2 潰瘍性大腸炎に対する治療

5-ASA製剤

　　UC治療の基本は5-ASA（5-aminosalicyclic acid）製剤であることを常に念頭においてほしい．この薬剤をうまく使用するだけで，多くのUC患者のコントロールができるはずである．うまく使うというのは，副作用がなければ可能な限り最大量を投与するという意味である．

　　日本で使用可能な5-ASA製剤はサラゾスルファピリジン（サラゾピリン®），メサラジン（ペンタサ®，アサコール®）である．サラゾスルファピリジンは腸内細菌でスルファピリジンと5-ASAに分解され，大腸内で作用するとされている．ペンタサ®では，5-ASAを腸溶性のエチルセルロースの多孔性被膜でコーティングすることで，小腸から大腸までの広い範囲で放出されるように調節されている．アサコール®錠は，回腸末端で5-ASAを放出するpH依存型放出調節製剤である．アサコール®には，5-ASAに，pH依存型の放出制御特性をもつコーティングが施されている．このコーティングは，pH7以上で崩壊する高分子ポリマーからなり，より下部の消化管（回腸末端～大腸）に到達してから5-ASAが放出されることから，colon targeted drugともいえる．詳しい使用法については，各論にお任せする．

副腎皮質ステロイド

　　1953年にステロイドが，初めてUC患者に投与された．以降，この薬剤の活動期UCに対する有効性は誰もが認めるところだと思う．さて，その使用のタイミン

グだが，十分量の5-ASA製剤の投与にもかかわらず効果が乏しい場合は，プレドニゾロン（プレドニン®）1日30～40 mgの投与を考慮する．その後プレドニン®の効果が得られれば，再燃に注意しながら，プレドニン®を減量していく．1週間ごとに5 mg程度の減量を行うのが，一般的である．効果が不十分，あるいは減量に伴い症状の悪化が認められるときには，後述する免疫調節薬の投与を併用し，ステロイドの減量を試みる．**長期間ステロイド剤の投与を継続すると，全身に対する種々の副作用が出現する可能性が高くなるため，漫然と投与することは避けるべきである．**

血球成分除去療法

日本で開発された炎症性腸疾患（IBD）に対する優れた治療の1つである．この治療法は，血中に存在する組織障害の原因となる白血球（顆粒球，単球，活性化リンパ球）を，特殊なカラムを使用し血中から除去するものである．作用機序は，免疫の悪循環や局所組織障害に関与する白血球を直接除去することにより，免疫調節を行うことである．薬剤を使用しないという点では画期的な治療方法であるといえる．現在，血球成分除去療法は，以下の2種類の方法に大別されている．

①ポリエステル繊維を用いた白血球除去療法（cellsorba EX）

白血球が3 μm以下の繊維に引っ付く性質を利用し，白血球除去器（旭化成メディカル社）に約50 mL/分で通し，顆粒球，単球をほぼ100％，リンパ球を約60％除去する．

②酢酸セルロースビーズを用いた白血球除去療法

ヘパリンで抗凝固化した全血液を，酢酸セルロースのビーズを充満した顆粒球除去カラム（日本抗体研究所）の中へ約30 mL/分で通し，カラムの前後で約60％の顆粒球と単球を除去する．

基本的には週1回の治療を行い，5～10週間継続する．また，週2回行うことで，寛解導入率の向上および早期の粘膜治癒が得られることもわかっている．残念ながら，寛解維持療法の適応はとれていない．

日本では，プレドニン®投与前に血球成分除去療法が行われる場合もある．血球成分除去療法のステロイドナイーブUCに対する有効性は，いくつかの論文に掲載されている．最近では，中等症のUCに対する血球成分療法の有効性はステロイドと同等かそれ以上であることを示唆するメタアナリシスも報告されている[1]．しかしながら，ステロイドナイーブUC患者に対する血球成分除去療法の効果に関するエビデンスはこれから集積すべき課題かもしれない．

免疫調節薬

　基本，難治性UCに使用する薬剤である〔アザチオプリン（イムラン®）や，メルカプトプリン（ロイケリン® 保険適用外）〕．しかしながら，この薬は，急性期の潰瘍性大腸炎患者に（重症，劇症型を含めて）使用されることはない．あくまでも寛解維持のための薬剤である．一般的には，ステロイド依存の難治性UCに使用される．抗TNF-α抗体製剤を使用する際にも併用されることがある．

　海外では，免疫調節薬長期投与による悪性腫瘍発症に関する報告が散見される．そのため，いつまでこの薬剤投与を継続するべきかが，いまも議論となっている．寛解状態にあるUC患者が，免疫調節薬を中止した場合，その約3分の2が再燃するとの後ろ向き研究が報告されている[2]．治療継続期間については，私たちがこれから答えをだしていく必要がありそうである．

カルシニューリン阻害薬・抗TNF-α抗体製剤

　難治性・重症UCの治療に使用される．高用量のステロイド投与を行っても反応しないステロイド抵抗症例には，シクロスポリンの持続点滴，タクロリムス（プログラフ®）および抗TNF-α抗体製剤の投与を考慮する．少し話がそれるが，これらの薬剤が使用対象となる重症UC患者を管理する場合，常に外科医と連携をとる必要がある．**内科的治療に抵抗であると判断したときには，いたずらに薬物療法で引っ張ってはいけない**．すみやかに外科的治療を行うべきである．カルシニューリン阻害薬には，シクロスポリンとタクロリムスがある．シクロスポリンを使用する場合，高い血中濃度を保つ必要があり，投与期間については原則2週間以内とされている．カルシニューリン阻害薬はステロイドとの併用で有効性が発揮されることが多いと考えられている．日本ではシクロスポリンの使用が保険で認められていないことに加えて，同じ作用機序を有するタクロリムスの登場により，今後はシクロスポリンの使用頻度は少なくなってくるかもしれない．

　さて，平成21年度の厚生労働省のUC治療指針案に，ステロイド抵抗症例に対する治療法として，タクロリムスの経口投与が記載された．タクロリムスもシクロスポリンと同様に持続的有効濃度の維持や副作用発現予防のため，血中トラフ濃度の測定は必須である．欧米からのタクロリムスのIBDに対する報告のほとんどが，後ろ向き研究であった．わが国では，緒方らが，ステロイド依存性，抵抗性UCに対する経口タクロリムスの効果についてランダム化比較試験を行い，その優れた治療効果を報告している．血球成分除去療法と同様に，日本から発信されたUCに対する治療法である[3]．

　生物学的製剤（抗TNF-α抗体製剤）として，平成22年度にはインフリキシマ

ブ（レミケード®），平成25年度には，アダリムマブ（ヒュミラ®）が既存治療抵抗性（難治例）の潰瘍性大腸炎の治療薬として認可された．抗TNF-α抗体製剤使用にあたっては，副作用に結核感染，B型肝炎の再活性化の問題があるため，治療中のモニタリングには十分注意を払うべきである．さて，現在日本で使用可能な治療薬剤に関して，簡単に解説をさせていただいた．冒頭にも述べたが，日本では，海外と比べて使用可能なUCに関する治療法が多いといえるであろう．でも，どの症例に対して，どの薬剤をどのように使用するべきなのだろうか？　この疑問については，本書の第2,3章を読むことでその解決策がみえてくるはずである．この本があなたのチャートになってくれるだろう．さあ，UC治療という大きな海へくりだそう．

文献

1) Yoshino T, et al：Dig Liver Dis, 46：219-226, 2014
2) Lobel EZ, et al：Am J Gastroenterol, 99：462-465, 2004
3) Ogata H, et al：Gut, 55：1255-1262, 2006

第1章 疾患の概念

§2 クローン病

1 クローン病とは

穗苅量太

Point

- 診断時に画像検査を駆使し，罹患範囲，活動性，腸管合併症，腸管外合併症の把握が重要である
- 腸管炎症が時間の経過とともに，腸管機能の障害を引き起こし，その進行は時として階段状である
- 臨床症状はそのときの疾患活動性のみならず，器質的障害が加味されていることに留意する

はじめに

　クローン病（CD）は，1932年にニューヨークのクローン医師らが最初に報告したことからその名がついている．

　感染症などの特定の原因によらない消化管の炎症性疾患であり，非特異性炎症性腸疾患に分類される．クローン病は口から肛門まで消化管のどの部位にも炎症が生じる可能性があるが，好発部位は回盲部である．その結果，腹痛や頻回の下痢，血便などの症状が現れる．

クローン病の原因と発症のメカニズム

　病気の原因は完全に解明されていないが，通常は身体を消化管内の異物から防御するために機能している消化管免疫に異常をきたしたためと考えられている．その原因は遺伝的な要因に腸内細菌や食餌などさまざまな環境因子が重なったためと考えられている．

　組織学的な特徴は非乾酪性肉芽腫を特徴とし，単球・マクロファージなどの自然免疫系の機能異常が関与していると考えられている．本来，消化管の粘膜免疫系は一方で食事を吸収（同化）し，片一方で病原体からは免疫系を発動し防御するという相反する機能を両立させている複雑な器官である．ここで最前線で働いているの

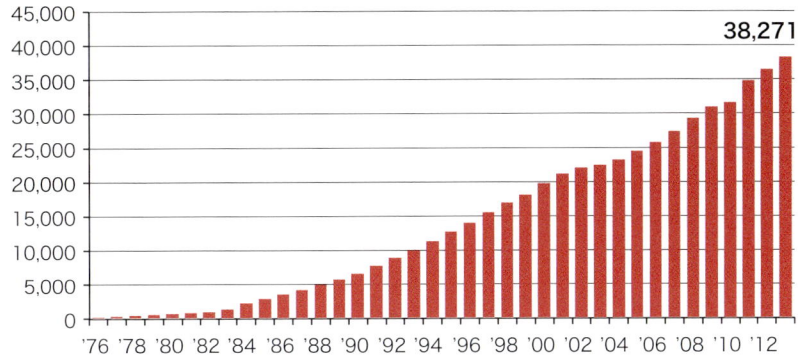

図1　クローン病患者数推移（医療受給者証交付件数）
（厚生労働省：平成25年度衛生行政報告例より引用）

が自然免疫系細胞であり，腸内細菌叢との調和によって，制御されたレベルの免疫系を働かせることによって特定の病原体の異常増殖＝感染症を未然に防いでいる．この調和が壊れ，制御を失って活性化されたマクロファージから産生されるサイトカインから病態が形成されていると考えられている．このなかで特にTNF-αはキーサイトカインといえ，抗TNF-α抗体の著明な有効性は治療体系を一変させた[1]．一方，炎症部粘膜ではCD4陽性Tリンパ球の浸潤が観察される．海外ではリンパ球の浸潤に関与する接着分子を標的とする生物学的製剤の著明な有効性が報告され[2]臨床応用に至っている．この事実は，獲得免疫系の深い関与をも証明し，それらの細胞が炎症部粘膜の活性化微小血管から組織内に大量に浸潤することが病態形成に関与していることを示唆している．

疫学からみたクローン病

　この病気は以前は稀な疾患であったが，1980年ごろより急速に増加し，2013年度末には約38,000人の患者が登録され，さらに増加を続けている（図1）．男女比は2対1と男性に多く，発症は若年者にピークがあり20代で最も多い（図2）．

病変部位による分類

　クローン病の病変（潰瘍，狭窄，瘻孔など）は，消化管のどの部位にも生じるが主として大腸と小腸に好発する．そこで病変の部位により，小腸だけに病変がみられる**小腸型**（図3A），小腸だけでなく大腸にも病変がみられる**小腸・大腸型**（図3B），大腸だけに病変が限られる**大腸型**（図3C）などに分類する．また，肛門に

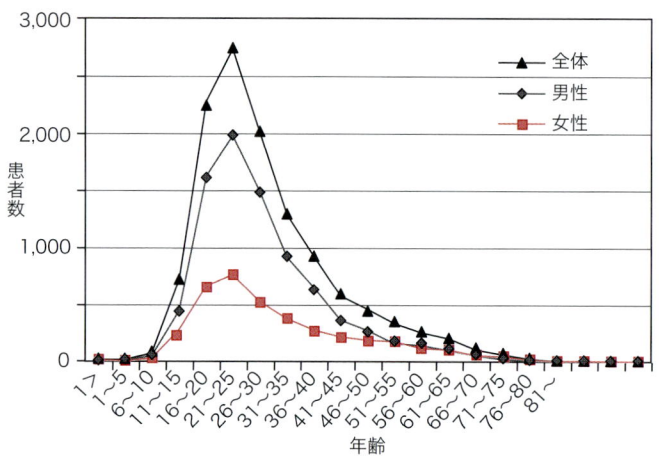

図2 年齢分布（発症時年齢）
（名川弘一：難治性炎症性腸管障害に関する調査研究（日比班）平成18年度研究報告書別冊2007より引用）

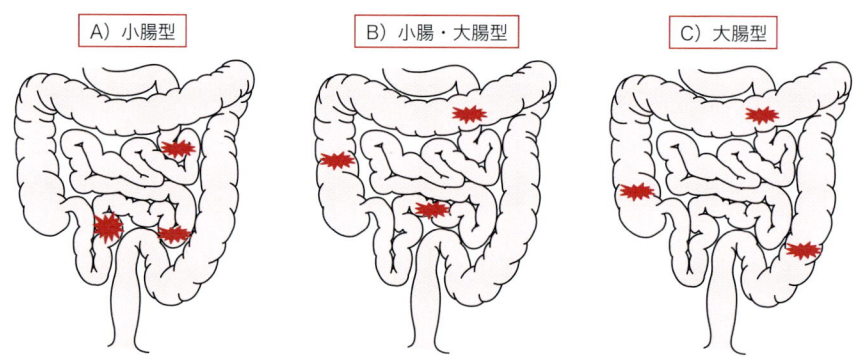

図3 病変部位による分類

難治性の痔瘻や膿瘍などの病変をきたすことも特徴の1つで，特殊な治療を必要とすることもしばしばである（第2章§2-3参照）．

重症度分類

患者の病勢の把握は，通常臨床症状や血液炎症反応（CRP）を中心に行われるが，臨床的活動性を定量的に評価する指標としてCDAI，IOIBD，Harvey-Brad-

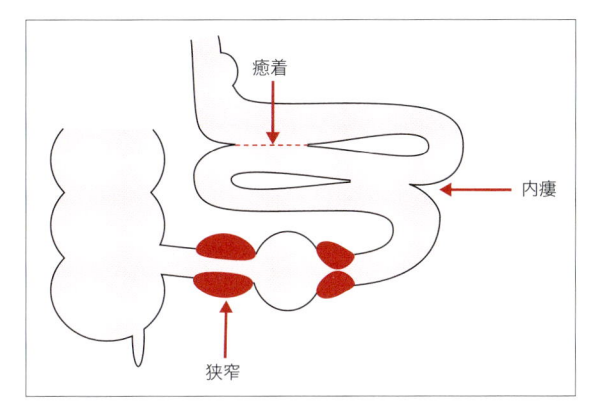

図4 クローン病でみられる多様な病変
炎症の結果消化管が狭くなる"狭窄"には炎症の程度が強く可逆的な浮腫性狭窄と，不可逆的な線維性狭窄がある．消化管内腔と他の腸管，または管腔臓器とに形成された瘻孔を内瘻と呼ぶ．腸管と皮膚とに瘻孔を生じ，体外へと繋がったものを外瘻とよぶ．

shaw index（simple CDAI）などがある．

- **CDAI**：臨床試験の評価にも多用され広く受けられているものの，8項目の変数と7日間の評価を前向きに確実に行うなどの煩雑さが問題であり，日常臨床に適しているといい難い．また小腸病変ではCDAIが上昇しづらいとの指摘もある[3]．
- **IOIBD**：臨床調査個人票で採用しているもので簡便であり，国内の臨床試験でも用いられた．
- **Harvey-Bradshaw index**：CDAIとの相関が高いうえに簡便であるが，5項目からなるため1項目の比重が高い．腸切除などで基準となる便回数が増加した場合，炎症がなくてもより重症に評価されるなどの特性に注意する必要がある．

臨床経過

クローン病は，さまざまな症状がある状態を**活動期**，症状が治まった状態を**寛解期**と分類するが，この活動期と寛解期をくり返すことも特徴の1つである．炎症の結果，消化管が狭くなる（**狭窄**），消化管に孔が開いて腸管と腸管（**内瘻形成**）あるいは腸管と皮膚がつながる（**外瘻形成**），膿瘍をきたす，などの変化をきたすことがある（図4）．慢性のくり返す炎症の結果，これらの変化が不可逆的に進行し消化管に器質的障害をきたした場合，内視鏡的拡張術や狭窄形成術・腸管切除術などの非薬物的治療が必要になることがある（図5）（第2章§2-2参照）．

したがって，治療によりいったん寛解状態になっても，再び消化管に炎症が生じ

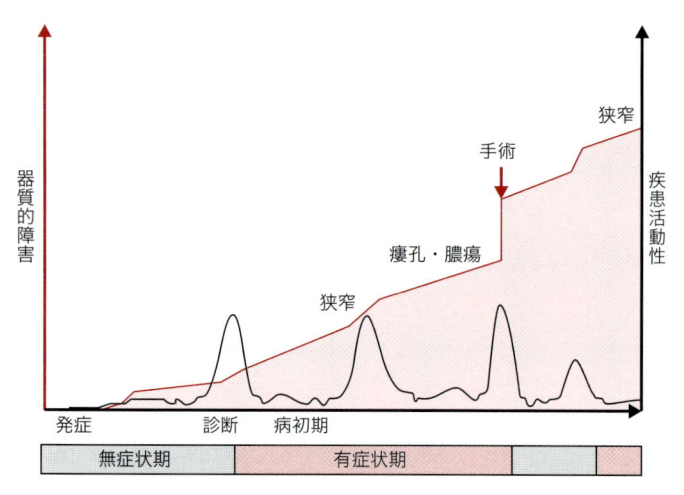

図5 クローン病に伴う消化管機能のダメージの進行と疾患活動性の関係[4)5)]

腸管炎症が時間の経過とともに，腸管機能の障害を引き起こす．その進行は時として階段状であり侵襲的治療を必要とすることが突然現れることも稀ではない．臨床症状はその時の疾患活動性のみならず，器質的障害が加味されている．病初期は腸管炎症があっても，器質的障害が少ないために臨床症状がない時期がある．とくに小腸では臨床症状が現れにくく診断時点ですでに器質障害が進んでいることがある．

たり（**再燃**），新たな部位に炎症が生じること（**再発**）を予防するために長期にわたる治療が必要になる．

文献

1) Hanauer SB, et al：Gastroenterology, 130：323-33, 2006
2) Sandborn WJ, et al：N Engl J Med, 353：1912-1925, 2005
3) Hanauer SB & Sandborn W：Am J Gastroenterol, 96：635-643, 2001
4) Baumgart DC & Sandborn WJ：Lancet, 380：1590-1605, 2013
5) Pariente B, et al：Inflamm Bowel Dis, 17：1415-1422, 2011

第1章 疾患の概念
§2 クローン病

2 クローン病治療の概観

穂苅量太

> **Point**
> - 画像診断学の進歩により，臨床症状より精密に治療効果の判定が可能になった
> - 強力な治療法の出現により治療目標が臨床的寛解から粘膜治癒へと引き上げられつつあるが，感染症や悪性腫瘍合併などへの留意も必要である

自然史からみたクローン病治療

　クローン病は慢性の炎症が持続した場合に，結果として消化管に狭窄や瘻孔形成などの器質的障害をきたし，その結果外科的治療などの侵襲的治療が必要になることが最大の問題点である．くり返す手術が必要な場合，残存する小腸が短くなり腸管不全を呈し，消化管からの栄養補充が不可能となる可能性がある．手術の頻度については診断後10年で約半数の患者が手術を必要とするとの報告[1)2)]や，一生の間に一度は手術を必要とする患者が8割に及ぶとの報告[3)]がされている．しかし全消化管に病変をきたしうることが潰瘍性大腸炎との大きな違いであり，外科的治療は根治療法にはならない．残存した腸管に再発をきたす確率は40〜70％との報告がある[4)]．内視鏡観察での再発は術後5年で9割に及ぶとの報告もある．これらの器質的障害は慢性の炎症の結果，徐々に進むので内科的治療で炎症を抑え込むことが長期的な予後を改善すると期待され，治療の主役である．

内科的治療 (図1)

　クローン病治療は，寛解に導くとともに栄養状態の改善を図り，寛解維持を継続するのが目的であるが，基本的に栄養療法と薬物療法を中心とした内科的治療が行われる．寛解のレベルはかつては臨床症状の寛解が目標であった．しかし抗TNF-α抗体製剤など強力な治療で粘膜治癒が可能になり，完全寛解（deep remission）の言葉に表されるように，高い目標へと変化しつつある．

活動期の治療（病状や受容性により，栄養療法・薬物療法・あるいは両者の組み合わせを行う）		
軽症～中等症	中等症～重症	重症（病勢が重篤，高度な合併症を有する場合）
薬物療法 ・5-ASA製剤 　ペンタサ®錠， 　サラゾピリン®錠（大腸病変） **栄養療法（経腸栄養療法）** 許容性があれば栄養療法 経腸栄養剤としては， ・成分栄養剤（エレンタール®） ・消化態栄養剤（ツインライン®など） を第一選択として用いる． ※受容性が低い場合は半消化態栄養剤を用いてもよい． ※効果不十分の場合は中等症～重症に準じる	**薬物療法** ・経口ステロイド（プレドニゾロン） ・抗菌薬（メトロニダゾール*，シプロフロキサシン*など） ※ステロイド減量・離脱が困難な場合：アザチオプリン，6-MP* ※ステロイド・栄養療法が無効/不耐な場合：インフリキシマブ・アダリムマブ **栄養療法（経腸栄養療法）** ・成分栄養剤（エレンタール®） ・消化態栄養剤（ツインライン®など） を第一選択として用いる． ※受容性が低い場合は半消化態栄養剤を用いてもよい． **血球成分除去療法の併用** ・顆粒球吸着療法（アダカラム®） ※通常治療で効果不十分・不耐で大腸病変に起因する症状が残る症例に適応	外科治療の適応を検討した上で以下の内科的治療を行う **薬物療法** ・ステロイド経口または静注 ・インフリキシマブ・アダリムマブ（通常治療抵抗例） **栄養療法** ・経腸栄養療法 ・絶食の上，完全静脈栄養療法（合併症や重症度が特に高い場合） ※合併症が改善すれば経腸栄養療法へ ※通過障害や膿瘍がない場合はインフリキシマブ・アダリムマブを併用してもよい

寛解維持療法	肛門病変の治療	狭窄/瘻孔の治療	術後の再発予防
薬物療法 ・5-ASA製剤 　ペンタサ®錠 　サラゾピリン®錠（大腸病変） ・アザチオプリン ・6-MP* ・インフリキシマブ・アダリムマブ （インフリキシマブ・アダリムマブにより寛解導入例では選択可） **在宅経腸栄養療法** ・エレンタール®，ツインライン®等を第一選択として用いる． ※受容性が低い場合は半消化態栄養剤を用いてもよい． ※短腸症候群など，栄養管理困難例では在宅中心静脈栄養法を考慮する	まず外科治療の適応を検討する． ドレナージやシートン法など **内科的治療を行う場合** ・痔瘻・肛門周囲膿瘍 　メトロニダゾール*，抗菌剤・抗生物質，インフリキシマブ・アダリムマブ ・裂肛，肛門潰瘍： 　腸管病変に準じた内科的治療 ・肛門狭窄：経肛門的拡張術	【狭窄】 ・まず外科治療の適応を検討する． ・内科的治療により炎症を沈静化し，潰瘍が消失・縮小した時点で，内視鏡的バルーン拡張術 【瘻孔】 ・まず外科治療の適応を検討する． ・内科的治療（外瘻）としてはインフリキシマブアダリムマブアザチオプリン	寛解維持療法に準ずる **薬物療法** ・5-ASA製剤 　ペンタサ®錠 　サラゾピリン®錠（大腸病変） ・アザチオプリン ・6-MP* **栄養療法** ・経腸栄養療法 ※薬物療法との併用も可

図1　平成26年度　クローン病治療指針（内科）

※（治療原則）内科治療への反応性や薬物による副作用あるいは合併症などに注意し，必要に応じて専門家の意見を聞き，外科治療のタイミングなどを誤らないようにする．薬用量や治療の使い分け，小児や外科治療など詳細は本文を参照のこと．　*：現在保険適応には含まれていない
（厚生労働省科学研究費補助金 難治性疾患研究事業「難治性炎症性腸管障害に関する調査研究」班（渡辺班）平成26年分担研究報告書，2015より引用）

▶ 栄養療法

　栄養療法としては，活動期では主に成分栄養剤を用いた経腸栄養法や，静脈から栄養剤を投与する完全中心静脈栄養法が行われ，寛解維持療法としては在宅経腸栄養法が行われる．アドヒアランスの低さが問題だが製品の改善も進んでいる．

▶ 薬物療法

　薬物療法としては，基準薬として軽症～中等症に対して5-アミノサリチル酸（5-ASA）製剤が寛解導入ならびに寛解維持療法として使用される．安全性は高いが効果不十分なことも少なくなく，炎症が強い場合はステロイドの経口剤が用いられる．ステロイドは短期的な効果は明らかなものの，長期投与による副作用が必発であり大きな問題である．

　したがって，より副作用の少ない薬剤として免疫調節薬が慢性疾患であるクローン病にはより適した薬剤といえる．免疫調節薬としてはチオプリン製剤がわが国では用いられる．抗TNF-α抗体製剤の宿命ともいえる二次無効の懸念が少ないことも利点であるが，適正容量に，個人差が大きいため調整が必須である．肛門部や大腸病変には抗菌薬が用いられることもあり，また大腸病変に血球成分除去療法が用いられることがある．より強力な薬として抗TNF-α抗体製剤がある．寛解導入および，引き続く寛解維持に用いられる．きわめて高い奏功率を有し，安全性も比較的高く，容量調整の簡便さなど優れた薬剤である．どのような症例に対し抗TNF-α抗体製剤が必要とされ，また不要であるか見極めることは重要な点である．抗TNF-α抗体製剤の使用法については，基準薬から使用し，段階的に強い薬に変えていき，最後に抗TNF-α抗体製剤を使用するストラテジー（Step up）のほかに，最初から抗TNF-α抗体製剤を用いる方法（Top down）がある（第3章§2–1参照）．

　抗TNF-α抗体製剤といえど，器質障害が進行した状態では奏功率が低下することがわかってきた．従来薬での加療に時間を要し，その間に病変の進展が進んでしまうような活動性の高い症例では早めに抗TNF-α抗体製剤を使用したほうがより高い効果が得られる可能性がある．したがって診断時に従来薬に効果が期待できないかどうかが重要であるが，高度の肛門病変，広範な小腸病変合併，若年発症などいくつかの因子がそれに該当するといわれている．結核，B型肝炎などの感染症には注意する必要がある．また長期間の連用で有効性が減弱する頻度が増加してくることが問題点である．免疫調節薬の併用がその予防に有用であるとの報告もあるが，免疫調節薬の併用は感染症や悪性新生物には不利益である．

　したがって，重症例に対してより長期的に安全な加療を目指すためには食事指導，禁煙などの生活指導，栄養療法などを含めた加療が必要である（図2）．

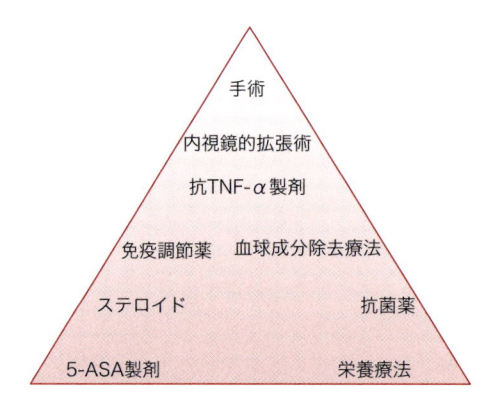

図2 クローン病の進行と行われる治療
クローン病における治療薬・治療法の位置付けを示す．病変の進行とともに侵襲的治療が必要になる．下段の治療は安全性が高く，病初から用いられるが，活動性が高く早期に病変の進行が疑われる場合は早めに上段への移行が必要である．

(ピラミッド図：上から 手術／内視鏡的拡張術／抗TNF-α製剤／免疫調節薬・血球成分除去療法／ステロイド・抗菌薬／5-ASA製剤・栄養療法)

内視鏡治療・外科的治療

　狭窄性病変のなかでも活動性炎症に伴い浮腫が主体の狭窄は内科的治療が奏功する可能性があるが，固有筋層の肥厚や変形などによる狭窄に対しては内科的治療は期待できず，内視鏡的バルーン拡張術が行われる場合がある．しかし，穿孔のリスクが大きい病変，内視鏡が到達できない場合などのために適応にならない病変や，再狭窄の問題がある．これらの治療法で効果が得られない病変に対して手術が行われる．

▶ 外科的手術

　腸管病変は最小限の切除に留め，飛び石病変（skip lesion）に対しては狭窄形成術も行われる．近年は腹腔鏡などの低侵襲の手術も行われるようになった．最終的には小さい手術や少ない手術が基本コンセプトではあるが，内瘻病変に対しては内科的治療で奏功せずに炎症が持続する場合，早期の手術が望ましいとの意見もある．それは，本来炎症のない健常な腸管が周囲の活動性の炎症腸管に巻き込まれ，複雑瘻孔を形成した場合，手術時に大量切除になり残存腸管を一気に失う可能性があるからである．また，長期経過の増加とともに発癌症例の増加も問題になっており，わが国には大腸では直腸に多い．肛門部の癌は疼痛を伴い検査が困難なため，いかに早期発見するかも問題点である．

診断学の進歩に伴う治療目標の変遷

　クローン病は小腸・大腸に好発するが，小腸病変の診断に関しては主として2つの大きな問題点が存在していた．
　1つは臨床症状であり，大腸に炎症があった場合は下痢などの症状が起きやすい

が小腸の炎症ではしばしば無症状であり，狭窄などの器質障害が起きてはじめて症状が出現することも珍しくない．したがって臨床症状で治療効果をモニタリングすることは困難な臓器といえる．

2点目の問題は小腸の画像検査がかつては小腸造影検査などしかなく，それは患者の多大な苦痛・被曝，医師の労力，技術など種々の問題点があり，頻繁に実施するのは不向きといえた．しかし，近年小腸の炎症や小病変あるいは，軽度の器質障害を検出するモダリティーが実用化され，治療効果を正確にかつ高精度に評価できるツールが臨床現場で使えるようになった．それらはカプセル内視鏡やバルーン内視鏡などの小腸内視鏡，MRIやCTなどのcross sectional imaging（断面イメージング），そして超音波である．これらの出現と，強力な内科的治療の組み合わせによって治療目標をさらに高くもつことが可能になったといえる．

また，自然史に立ち返ってみれば，生涯で8割の患者が外科的治療を必要とするということは，裏を返せば2割の患者は外科的治療を必要としないということであり病気の活動性は各患者で大きく異なる．したがって内科的治療も個別に選択するべきである．クローン病の内科的治療の多くは免疫機能が標的であるので，感染症や悪性新生物への影響を少なからず考慮する必要があり軽症患者への強い治療は相対的にメリットが減少する．これらの適正使用は画像検査の進歩あればこそ可能になったといえる．外科的治療の術後どのような治療を選択するかも（第3章§2-5参照）大いに画像検査の進歩のために議論が可能になったといえる．

高齢者における治療

かつては稀な疾患であり，かつ若齢好発であることから高齢者のクローン病はきわめて稀であった．しかし若齢発症者の高齢化症例は今後間違いなく増加することや，新規発症者の増加のために高齢者クローン病は今後間違いなく増加する．高齢者は結核既往感染者比率が高いこと，担癌患者が増加すること，生活習慣病の合併，骨代謝など，新たに留意する点が多数あり，若年者とは異なる治療指針を構築する必要がある（第3章§2-6参照）．

文献
1) Peyrin-Biroulet L, et al：Am J Gastroenterol, 105：289-297, 2010
2) Loftus EV, et al：Aliment Pharmacol Ther,16：51-60, 2002
3) Moss AC：Inflamm Bowel Dis,19：856-859,2013
4) Bernell O, et al：Br J Surg, 87：1697-1701, 2000

第2章

治療薬の使い方
コツと落とし穴

第2章 治療薬の使い方 コツと落とし穴

§1 薬物治療

1 5-ASA製剤（経口）

山本修司

✓ チェックリスト …あてはまったら，この治療を検討

潰瘍性大腸炎

導入療法
エビデンス：あり[1)2)]

- □ 初発例
- □ 軽症〜中等症例
- □ 本剤不耐例ではない
- □ 深い潰瘍を認めない
- □ 外来症例
- □ 疑診例

維持療法
エビデンス：あり[1)5)]

- □ 本剤による寛解導入例
- □ 軽症〜中等症例
- □ 本剤不耐例ではない
- □ 長期安定例

💊 薬剤一覧

一般名	商品名	剤形
サラゾスルファピリジン	サラゾピリン®	錠（500 mg）
メサラジン	ペンタサ®	錠（250 mg, 500 mg）
		顆粒（250 mg, 500 mg, 1,000 mg, 2,000 mg）
	アサコール®	錠（400 mg）

クローン病

導入療法 一部あり[3][4]	☐ 初発例 ☐ 軽症例 ☐ 炎症型（狭窄・瘻孔なし） ☐ 深い潰瘍を認めない ☐ 外来症例 ☐ 疑診例
維持療法 一部あり[3][6]	☐ 本剤による寛解導入例 ☐ 術後再燃予防 ☐ 軽症例 ☐ 長期安定例 ☐ 炎症型（狭窄・瘻孔なし）

治療薬の特徴

- 5-ASA製剤にはメサラジンとスルファピリジンをアゾ結合させたサラゾスルファピリジン（サラゾピリン®）と，メサラジンをコーティングして徐放性製剤としたメサラジン（ペンタサ®，アサコール®）がある．
- サラゾピリン®は腸内細菌が産生するアゾレラクターゼによりアゾ結合が切断されることにより，大腸で有効成分であるメサラジンが生成される．
- ペンタサ®はメサラジンをエチルセルロースでコーティングした時間依存性放出調節製剤で，上部小腸から大腸までまんべんなくメサラジンが放出される．
- アサコール®はメサラジンをメタクリル酸コポリマーSでコーティングしたpH依存性放出調節製剤で，pHが7以上となる回腸末端以遠でメサラジンが放出される．
- 5-ASA製剤は有効成分であるメサラジンが腸粘膜に直接作用し，抗炎症作用を示す．このため，炎症のある部位でメサラジン濃度を上げることが重要となる．**一般的に小腸病変にはペンタサ®が，左半結腸にはサラゾピリン®やペンタサ®注腸が効率的に薬剤を到達させる**とされる．食道，胃，十二指腸などの上部消化管病変に対してはメサラジンを粉砕して用いることがある（図1）．

商品名	アサコール®錠 400 mg	サラゾピリン®錠 500 mg	ペンタサ®錠 (250 mg) 500 mg
5-ASA製剤の放出	pH7以上の回腸末端から開始	腸内細菌によってアゾ結合が切断	小腸上部から開始
5-ASA製剤が届く範囲	主に大腸	大腸	小腸・大腸

図1 各5-ASA製剤の特徴：経口薬
有効成分メサラジン（5-ASA製剤）は腸の粘膜（炎症部位）に届いて治療効果を発揮する．

- 5-ASA製剤は免疫抑制作用がなく，重篤な副作用もほとんど認めないため，IBD疑診例で，感染性腸炎が否定できない症例でも使用しやすい．
- メサラジンは腸管から吸収されると肝臓で速やかに非活性物質に代謝されるが，サラゾスルファピリジンは吸収後も抗炎症作用を保つため，関節炎などのIBD腸管外合併症に有効なことがある．

▶ 潰瘍性大腸炎

- 寛解導入[1)2)]，寛解維持[1)5)]のいずれにおいてもメタアナリシスで有用性が証明されており，潰瘍性大腸炎における第一選択薬である．
- 軽症〜中等症の潰瘍性大腸炎では，**極力5-ASA製剤のみで治療**することが望ましい．さまざまな工夫をこらしても5-ASA製剤のみではコントロールできない場合や急速に状態が悪化していく場合のみ，他の治療の追加を検討する．この場合も，5-ASA製剤を併用するのが原則である．
- 5-ASA製剤は用量依存的に寛解導入効果が高まる[1)2)]ため，できるだけ高用量で投与を開始する．
- 潰瘍性大腸炎における5-ASA製剤の投与は潰瘍性大腸炎関連腫瘍予防効果があるという報告[7)]もあり，寛解が維持されている場合も5-ASA製剤投与は長期間継続する方が望ましい．

▶ クローン病

- メタアナリシスでは大腸型クローン病におけるサラゾピリン®の寛解導入効果[4)]，クローン病術後の再燃予防効果[6)]が認められるのみであり，クローン病におけ

る 5-ASA 製剤の役割は限定的である．
- 疑診例，初発例，軽症例，手術後再燃予防などで使用される．
- 5-ASA 製剤のみでは効果が乏しい場合，すみやかにほかの治療法へ変更する必要がある．このときに 5-ASA 製剤を中止するかどうかは，一定の見解は得られていない．

投薬にあたっての必要な検査，スクリーニング

- 間質性腎炎，ネフローゼ症候群などの腎障害が出現することがあるので，投与前には腎機能のスクリーニングが必要である．
- サリチル酸エステル類またはサリチル酸塩類に対する過敏症の既往歴のある患者は交叉アレルギーを発現する可能性がある．

処方例

▶ 潰瘍性大腸炎

- ●導入療法：ペンタサ® 1回2,000 mg 1日2回（朝夕），もしくは
  アサコール® 1回1,200 mg 1日3回（朝昼夕）
- ●維持療法：ペンタサ® 1回2,000 mg 1日1回，もしくは
  アサコール® 1回800 mg 1日3回（朝昼夕）

▶ クローン病

- ●導入療法：ペンタサ® 1回1,000 mg 1日3回（朝昼夕），
  大腸型クローン病では，サラゾピリン® 1回1,000mg 1日4回でも可
- ●維持療法：ペンタサ® 1回1,000 mg 1日3回（朝昼夕），
  大腸型クローン病では，サラゾピリン® 1回1,000 mg 1日4回でも可

無効な場合・再燃した場合

▶ 潰瘍性大腸炎

- 5-ASA 製剤は潰瘍性大腸炎に対する有効性が高く，副作用も少ない．このため，軽症〜中等症例では，最大用量投与（ペンタサ® 1回2,000 mg 1日2回，もしくはアサコール® 1回1,200 mg 1日3回），他の 5-ASA 製剤への変更，5-ASA 製剤局所療法の併用などを行い，極力 5-ASA 製剤のみで病勢のコントロールを図る．安易なステロイド投与は行うべきでない．

- 無効例ではメサラジンアレルギーが原因の場合がある．アレルギー症例ではいったん5-ASA製剤を中止し，少量から再開，徐々に増量する脱感作療法が有効なことがある．
- 潰瘍性大腸炎のコントロールが不十分で，5-ASA製剤投与量が**最大投与量**に達していない場合，まず5-ASA製剤を最大投与量まで増量する．
- 1日投与量が同じ場合，1回投与量が多い方が大腸粘膜でのメサラジン濃度が上昇するため，寛解導入・維持効果が高いとされており，少量分割投与はできるだけ避ける．
- 最大投与量を投与しても潰瘍性大腸炎の症状が改善しない場合，他の5-ASA製剤への変更が有効な場合がある．
- 左半結腸に活動性病変が残存する場合には，効率的に薬剤を到達させるサラゾスルファピリジンへの変更を考慮する．
- 他の5-ASA製剤からサラゾスルファピリジンに変更する場合，まず1回1,000 mg 1日3回程度のサラゾスルファピリジンに5-ASA製剤を最大投与量の半量程度併用し，投与可能であれば徐々にサラゾスルファピリジンの割合を上げていくことで，サラゾスルファピリジンによる用量依存的な副作用の出現率を下げることができる．
- 全大腸炎型であっても5-ASA製剤の経口投与と局所投与を併用する方が経口投与単独よりも寛解導入率が高い[8]．5-ASA製剤の内服のみでは治療効果が不十分な場合，病型に関係なく5-ASA注腸剤や5-ASA坐剤の追加を検討する．
- 重症例や難治例ではステロイドの追加が第一選択であるが，近年ステロイド以外にも，血球成分除去療法やカルシニューリン阻害薬，抗TNF-α抗体製剤などの新規治療が開発されて治療選択肢が増加しており，5-ASA製剤を最大用量投与しても状態が改善しないときには専門施設へのコンサルトを考慮する．

▶ クローン病

- クローン病に対する5-ASA製剤の有用性は証明されておらず，無効時にはすみやかに他の治療に変更する必要がある．ステロイドによる寛解導入＋免疫調節薬（アザチオプリン）による寛解維持とする（Step up）か，当初から抗TNF-α抗体製剤を使用する（Top down）かに関しては議論のあるところである．

副作用

- 3％程度で5-ASAアレルギーによる下痢が認められる．5-ASA製剤開始直後から下痢症状の悪化を認める場合には潰瘍性大腸炎悪化のみならずアレルギーによる下痢の可能性も考慮する必要がある．

- サラゾスルファピリジンではメサラジンの副作用に加えて，スルファピリジンに由来する副作用も認められ，メサラジン製剤よりも副作用の出現する頻度が高い．
- 用量依存的な副作用はサラゾスルファピリジン使用時に出現することがある[9]が，メサラジンは高用量でもプラセボ群と副作用の出現率に差は認めない[1〜3]とされている．
- サラゾスルファピリジンには精子減少症の副作用があり，男性への投与時には注意が必要である．ただし，可逆的な副作用であり，投与を中止すれば3カ月程度で精子数は回復する．
- サラゾスルファピリジン内服時には汗や尿，涙などの体液が黄色に着色することがある．

▶ 用量依存的な副作用

- **サラゾスルファピリジン**：悪心，嘔吐，頭痛，倦怠感，腹痛

▶ 薬剤特有の副作用

- **メサラジン**：下痢，皮疹，膵炎，間質性肺疾患，腎障害（間質性腎炎，ネフローゼ症候群，急性腎不全），心筋炎・心膜炎，胸膜炎，血液疾患（再生不良性貧血，汎血球減少，無顆粒球症，血小板減少症），肝障害，ループス様症候群，末梢神経障害
- **サラゾスルファピリジン**：上記に加えて，精子減少，葉酸欠乏性貧血

合併症がある場合や他剤との併用注意

- 併用により免疫調節薬であるアザチオプリン（イムラン®，アザニン®）や6-メルカプトプリン（ロイケリン®）などチオプリン製剤の血中濃度が上昇することがある．
- 腎障害が出現することがあるので，腎疾患を合併している場合，定期的な腎機能のチェックが必要である．

コツ

- 潰瘍性大腸炎に対するメサラジン投与では1回投与量をなるべく多めにする．
- クローン病や潰瘍性大腸炎の上部消化管病変では，メサラジンの粉砕投与が有効な場合がある．
- サラゾスルファピリジンは副作用も多いが，上手に使用できれば効果的な薬剤である．

落とし穴

- サラゾピリン® やアサコール® には小腸病変に対する効果はない.
- 潰瘍性大腸炎では，極力5-ASA製剤のみで寛解導入，維持を図る．安易なステロイド投与は厳禁.
- 投与開始直後の下痢悪化は，メサラジンアレルギーを疑う必要あり.
- 男性へのサラゾスルファピリジン投与では精子減少症の副作用に注意.

文献

1) Ford AC, et al：Am J Gastroenterol, 106：601-616, 2011
2) Feagan BG & Macdonald JK：Cochrane Database Syst Rev, 10：CD000543, 2012
3) Ford AC, et al：Am J Gastroenterol, 106：617-629, 2011
4) Lim WC & Hanauer S：Cochrane Database Syst Rev, DOI: 10.1002/14651858.CD008870, 2010
5) Marshall JK, et al：Cochrane Database Syst Rev, DOI: 10.1002/14651858.CD000544.pub2, 2012
6) Gordon M, et al：Oral 5-aminosalicylic acid for maintenance of surgically-induced remission in Crohn's disease. Cochrane Database Syst Rev, CD008414, 2011
7) Velayos FS, et al：Am J Gastroenterol, 100：1345-1353, 2005
8) Ford AC, et al：Am J Gastroenterol, 107：167-76; author reply 177, 2012
9) Taffet SL & Das KM：Dig Dis Sci, 28：833-842, 1983

第2章 治療薬の使い方 コツと落とし穴
§1 薬物治療

2 5-ASA製剤／副腎皮質ステロイド
（局所療法）

浅野光一

☑チェックリスト …あてはまったら，この治療を検討

潰瘍性大腸炎

導入療法 エビデンス：あり[1)～3)]	☐ 軽症～中等症例 ☐ 主としてS状結腸より遠位の炎症 ☐ 腸管内に薬剤保持が可能 ☐ 腹痛がない
維持療法 エビデンス：あり[1)2)4)]	☐ 主としてS状結腸より遠位の炎症 ☐ 導入時に局所療法が有効 ☐ 再燃しやすい[注] ☐ 腸管内に薬剤保持が可能

注）2回以上の寛解導入歴あり，頻回の再燃，重症例の寛解導入後など

クローン病

導入療法 エビデンス：なし	エビデンス・保険適用なし
維持療法 エビデンス：なし	エビデンス・保険適用なし

薬剤一覧

一般名	商品名	剤形
サラゾスルファピリジン	サラゾピリン® 坐剤	坐剤（500 mg）
メサラジン	ペンタサ® 坐剤	坐剤（1 g）
	ペンタサ® 注腸	注腸剤（1 g/100 mL）
ベタメタゾン	リンデロン® 坐剤	坐剤（0.5 mg, 1 mg）
	ステロネマ® 注腸	注腸剤（1.5 mg/50 mL, 3 mg/100 mL）
プレドニゾロン	プレドネマ® 注腸	注腸剤（20 mg/60 mL）

治療薬の特徴

▶ 潰瘍性大腸炎

- 本症に対する局所療法として、肛門から薬液を大腸の中に直接注入する注腸療法と、坐剤を肛門内に挿入する方法がある（図1A）.
- **局所療法は軽症〜中等症の直腸炎型，および，左側大腸炎型がよい適応であり**（図1B），寛解導入と寛解維持の両者に有効である[1)2)].
- 特に直腸炎型の場合は，局所療法単独治療が第一選択となる.
- 局所療法は病変部位まで直接薬剤が到達して作用するため有効性が高く，副作用は全身投与より少ない.
- 局所5-ASA注腸・坐剤は局所ステロイド注腸・坐剤と同等以上の効果がある.
- 5-ASA製剤は局所療法と経口剤との併用により，単独で使用するよりも効果が増強し副作用は増加しないとされる[5)].
- 坐剤は注腸剤に比較し，排便回数が多いときでも，直腸の炎症を沈静化し，便回数を減少させる効果が期待できる．そのため，全大腸炎型を含め，すべての病型で有効である.
- メサラジン注腸は上澄み液のpHが酸性なため，ステロイド注腸に比べ刺激を感じることが多い.
- メサラジン注腸の上澄み液のみを捨ててステロイド注腸で懸濁する（混合注腸）ことも有用である.

▶ クローン病

クローン病に関しては局所療法の有用性のエビデンスはない.

A) 局所製剤

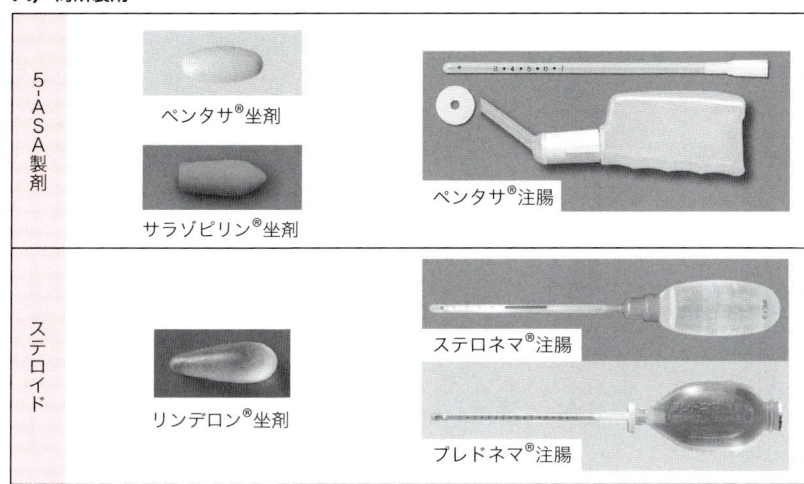

B) 局所製剤の使用例

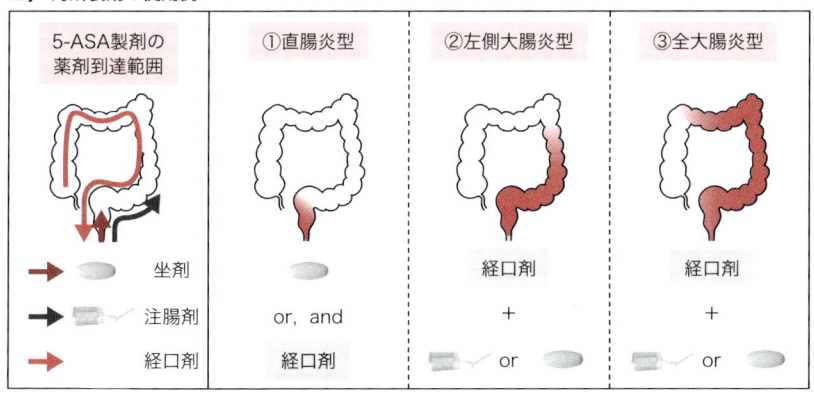

図1　局所製剤とその使用例
A) 局所製剤には5-ASA製剤とステロイドがあり，剤型として坐剤と注腸剤がある．
B) 局所製剤の使用例（5-ASA製剤）．
①直腸炎型は坐剤または経口剤，あるいは両者を併用する．
②左側大腸炎型は経口剤あるいは，経口剤に注腸剤または坐剤を加える．
③全大腸炎型は経口剤あるいは，経口剤に注腸剤または坐剤を加える．
注1：坐剤は病型によらず直腸部の炎症性病変に対し有用である．
注2：経口剤単独より局所製剤と経口剤の併用の方が寛解維持効果は高い．
（杏林製薬，ファイザー株式会社，塩野義製薬，および日医工株式会社より資料提供）

投薬にあたって必要な検査，スクリーニング

- 問診：アレルギー歴・薬剤副作用歴

処方例

- サラゾピリン坐剤：1回1～2個，1日2回，肛門内挿入
- ペンタサ坐剤：1日1個（1 g），直腸内挿入
- ペンタサ注腸：1日1本（1 g），直腸内注入
- リンデロン坐剤：1日0.5～2 mg，分1～2，直腸内挿入
- ストロネマ注腸：1日1～2本，直腸内注入
- プレドネマ注腸：1日1本，直腸内注入

局所製剤は上記投与法以外にも2～3日に1回程度の間欠的な投与でも有効である[6]．

無効な場合・再燃した場合

- 無効な場合，および再燃した場合では剤型（経口剤，坐剤，注腸剤）の変更や追加，あるいは成分の異なる局所製剤への変更または追加を行う．
- 上記治療で改善しない場合は左側大腸炎型・全大腸炎型の中等症に準じて副腎皮質ステロイドの全身投与を行う．ただし，直腸炎型の場合は安易にステロイドの全身投与は行うべきではない．
- 軽度の症状が残る場合，追加治療のメリットとデメリットを考慮し，経過観察するという選択肢もある．

副作用

▶ 用量依存的な副作用

- 副作用の種類については経口剤の項（第2章§1-1，3）を参照．
- 5-ASA製剤は局所製剤の血中への移行が同量の経口剤に比べ10％以下と非常に少ないため副作用の頻度は低い．
- ステロイドの血中への移行は同量の経口剤に比べ25～40％程度とされ，全身への影響を考慮する必要があり，症状が改善すれば漸減中止が望ましい．

▶ 薬剤特有の副作用

- 局所製剤特有のものとして，肛門部位疼痛や腸管刺激性による腹痛・下痢などの症状がある．また，非常に稀ではあるが注腸剤で直腸穿孔をきたしたという報告がある．

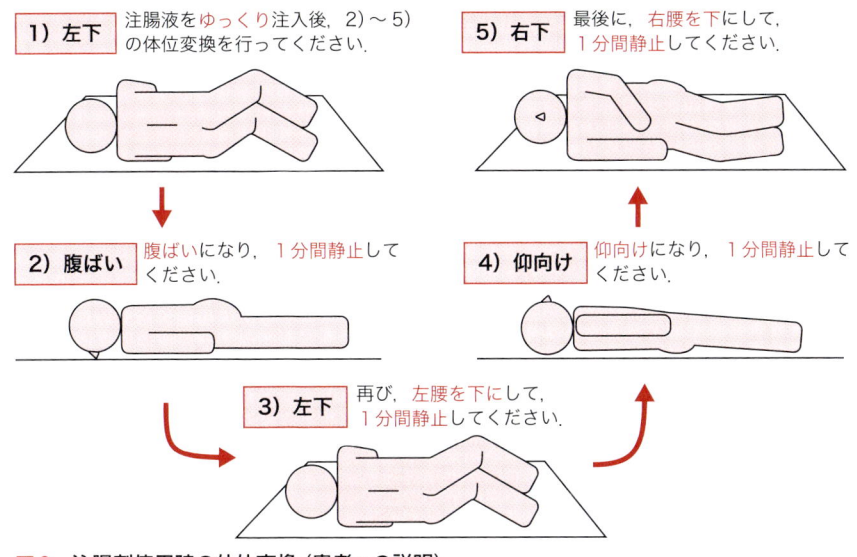

図2　注腸剤使用時の体位変換（患者への説明）
注腸後体位を変換し注腸液を直腸・S状結腸に十分到達させ，腸管内に保持しておくことが重要である（杏林製薬提供）．

合併症がある場合や他剤との併用注意

- 経口剤に準ずる（第2章§1-1，3参照）．

コツ

- 挿入しにくいときは坐剤は水でぬらす，あるいはリドカイン（キシロカイン®）ゼリーを併用する．注腸剤は先端にキシロカイン®ゼリーを塗って挿入する．また，ノズルの先端にさらに細いチューブを付けると挿入しやすくなることがある．
- 腸の動きを刺激しないために注腸剤は体温程度に温めてから使用した方がよい．
- 注腸療法は忙しい朝に行うことは困難な場合が多く，就寝前に行うのがよい．
- 注腸剤を使用する際には，事前に排便を済ませ，左側臥位で，ゆっくりと直腸内に注入する．その後腹臥位，左側臥位，仰臥位へと体位変換する（図2）．
- 左側大腸炎型や全大腸炎型の導入療法で排便回数が頻回である場合には，注腸剤の腸管内保持が困難となる．そのため，まず坐剤で便回数の低下を目指し，その後，1日の排便回数が6～7回以下となったら注腸剤への移行を試みる．
- メサラジン注腸が刺激により困難な場合，①メサラジン坐剤，②ステロイド注腸，③混合注腸に変更する．

- 薬液を全量注入すると便意をがまんできなかったり，もれたりすることがあり，その場合は減量して投与する．

落とし穴

- 注腸剤は急に注入すると刺激になり，かえって便意を促してしまうことがある．
- 肛門から薬剤を入れることには不快さや煩雑さを感じる患者が多く，ただ画一的に処方するのみでは患者は指示されたとおりに薬剤を使用しないことが多い．そのため，患者に合わせた使用方法（剤型，使用回数，使用量など）を検討する必要がある．

文献

1) 厚生労働科学研究費補助金　難治性疾患克服研究事業　難治性炎症性腸管障害に関する調査研究　平成24年度総括分担研究報告書，2013
2) Dignass A, et al：J Crohns Colitis, 6：991-1030, 2012
3) Marshall JK, et al：Cochrane Database Syst Rev, CD004115, 2010
4) Marshall JK, et al：Cochrane Database Syst Rev, 11：CD004118, 2012
5) Ford AC, et al：Am J Gastroenterol, 107：167-176; author reply 177, 2012
6) Yokoyama H, et al：Inflamm Bowel Dis, 13：1115-1120, 2007

第2章 治療薬の使い方 コツと落とし穴
§1 薬物治療

3 副腎皮質ステロイド（経口・経静脈）

筒井佳苗，猿田雅之

☑ チェックリスト …あてはまったらこの治療を検討

潰瘍性大腸炎

導入療法 エビデンス：あり[1]〜[3]	☐ 5-ASA製剤不耐・無効な中等症以上[1]〜[3] ☐ 絶対的な禁忌となる背景なし ☐ 過去に繰り返し[注]投与されていない ☐ 本剤で寛解導入後の維持戦略がある ☐ 罹患範囲が局所製剤で対処できない
維持療法 エビデンス：なし[4] [5]	エビデンス・保険適用なし

注）おおむね3回，計10 g程度を目安とする

クローン病

導入療法 エビデンス：あり[1], [6]	☐ 中等症以上[1] [6] ☐ 副作用の懸念がない ☐ 活動性の痔瘻や膿瘍がない ☐ 過去に投与歴がない ☐ 本剤で寛解導入後の維持戦略がある
維持療法 エビデンス：なし[7]	エビデンス・保険適用なし

薬剤一覧

一般名	商品名	剤形
プレドニゾロン	プレドニゾロン	錠（1 mg, 5 mg）
	プレドニン®	錠（5 mg）
	水溶性プレドニン®	注射（10 mg, 20 mg, 50 mg）

治療薬の特徴

副腎皮質ステロイドは強力な抗炎症作用を有することから，炎症性腸疾患（IBD）の寛解導入において中心的な役割を担っている[1]．広く使用されてきた一方で，さまざまな副作用があることや，依存性や抵抗性を示す症例もあることから，その使用法には十分な配慮が必要である．罹患範囲と重症度に従ってステロイドの投与方法と投与量を選択する．

▶ 潰瘍性大腸炎
● 導入療法
- **中等症**：十分な5-ASA製剤投与でも効果不十分である場合や強い炎症所見のある中等症に対し，経口プレドニゾロン30〜40 mg/日程度を投与する．
- **重症〜劇症**：入院のうえ，プレドニゾロン1〜1.5 mg/kg/日を経口または経静脈で投与する（ただし上限は80 mg/日）．劇症例では絶食のうえ，中心静脈栄養などで全身管理を行いながら，必要に応じて広域抗菌薬を併用する．同治療を開始する際には，無効であった場合を想定して，カルシニューリン阻害薬や抗TNF-α抗体製剤の投与や外科手術への移行も念頭に置いて治療を行い，常に外科医との連携体制が必須である．
  効果判定は遅くとも1週間以内に行い，効果がみられれば1〜2週間ごとに10 mgの段階的な減量を行い，20 mg以下は5 mg/2週間程度の漸減を行う．

● 維持療法
- **ステロイドには寛解維持効果はないため，最終的には中止を目標とする**[8)9)]．具体的には，ステロイド治療全体として約3カ月程度で終了できるよう配慮する．

▶ クローン病
● 導入療法
- 軽症〜中等症で5-ASA製剤投与でも効果不十分である場合，重症（激しい腹痛，高熱，著明な体重減少など）の場合，ステロイド投与を検討するが，**投与前に膿**

瘍や痔瘻など，感染症合併の有無の確認が必要である．
- **中等症**：経口プレドニゾロン30〜40 mg/日を投与する．
- **重症**：プレドニゾロン40〜60 mg/日を経口または静注で投与する．痔瘻などの感染症が認められた場合は，抗菌薬投与（メトロニダゾールやシプロフロキサシンを単独or併用）や外科的処置で感染症をコントロールした後に投与する．
- 効果判定は約1〜2週間程度で行い，効果を認めれば2週間ごとに10 mg程度減量し，20 mg以下になれば潰瘍性大腸炎と同様ゆっくりと漸減を行う．ステロイド治療全体として約3カ月程度で終了できるよう配慮する．

● 維持療法
- 潰瘍性大腸炎同様ステロイドには寛解維持効果はないため，最終的には中止を目標とする．

投薬にあたって必要な検査，スクリーニング

副作用の観点からステロイド投与前に行うべき検査や確認しておくべき患者背景としては，以下の項目が挙げられる．
- **感染症**：有効な抗菌薬の存在しない感染症，全身性真菌症，結核性疾患，単純疱疹性角膜炎，B型肝炎ウイルス感染（HBs抗原，HBs抗体，HBc抗体，必要があればHBV-DNA定量）
- **内分泌代謝疾患**：糖尿病，電解質異常，骨粗鬆症，甲状腺機能低下症
- **心血管疾患**：高血圧，血栓症，脂肪塞栓症，急性心筋梗塞
- **消化器疾患**：消化性潰瘍，肝硬変
- **眼疾患**：後嚢下白内障，緑内障
- **その他**：精神疾患，高齢者，重症筋無力症，最近の内臓手術創など

処方例

▶ 潰瘍性大腸炎
● 導入療法
- **中等症**：プレドニン® 30〜40 mg/日，1日1回もしくは2回に分けて経口投与
- **重症〜劇症**：水溶性プレドニン® 40〜80 mg/日（1〜1.5 mg/kg/日：最大80 mg/日），1日1回もしくは2回に分けて経静脈投与

▶ クローン病

- **導入療法**
  - 中等症：プレドニン® 30〜40 mg/日，1日1回もしくは2回に分けて経口投与
  - 重症：水溶性プレドニン® 40〜60 mg/日，1日1回もしくは2回に分けて経静脈投与

潰瘍性大腸炎・クローン病ともに，ステロイドによる寛解維持効果はないため，寛解導入後は漸減・中止が原則で，全体として約3カ月程度で終了できるよう配慮する．

> **memo** 現時点でわが国において未承認ではあるが，欧米諸国で使用される新規ステロイドとしてブデソニドがあり，同薬剤は全身への副作用がきわめて少ないとされ，わが国への導入が待たれる[10]．

無効な場合・再燃した場合

▶ ステロイド抵抗性

- **定義**：ステロイドの適正な使用にもかかわらず，評価の時点で明らかな改善が得られない状態．
- ステロイド抵抗性の中等症〜重症潰瘍性大腸炎は，血球成分除去療法やカルシニューリン阻害薬の投与（シクロスポリン，タクロリムス），抗TNF-α抗体製剤など生物学的製剤の投与を検討する．常に外科医との連携をとり，内科的治療に明らかに抵抗性であると判断した場合は手術の時期を逸しないようにすることが重要である．
- また，ステロイド抵抗性のなかにはサイトメガロウイルスの再活性化やクロストリジウムディフィシルの感染合併に伴う増悪例もあることに注意する[11]．

▶ ステロイド依存性

- **定義**：ステロイドの減量に伴って増悪・再燃が起こり，ステロイドの離脱が困難な状態．
- ステロイド減量中に再燃を認めた場合は安易にステロイドを再増量するのではなく，免疫調節薬（アザチオプリン，6-メルカプトプリン）の投与を考慮し寛解維持に努めるようにする．

> **memo** ステロイドの"依存性"や"抵抗性"は，ステロイドを漫然と継続しても改善しないため，必ず次の加療を検討する．

表1 ステロイド投与による副作用

感染症	易感染状態，感染症の増悪
内分泌代謝疾患	糖尿病，続発性副腎不全，骨粗鬆症，大腿骨頭壊死，月経異常
心血管疾患	高血圧症，脂質異常症，血栓症
消化器疾患	消化性潰瘍，脂肪肝
眼疾患	後嚢下白内障，緑内障
皮膚疾患	満月様顔貌，中心性肥満，皮膚線条，痤瘡，浮腫
その他	ステロイドミオパチー，精神疾患（抑うつ，不眠），成長障害（小児）

副作用

ステロイド投与による副作用は**表1**のものがあげられる．

- 満月様顔貌は用量依存的であり，プレドニゾロンを10 mg/日以下に減量することで回復が見込める．
- **糖尿病や脂質異常症**：ステロイド投与終了後に改善することも多く，一時的な治療薬の使用のみでコントロール可能な場合もある．
- **消化性潰瘍**：NSAIDs併用でリスクが高くなるとされ，不要なNSAIDsの併用は避けるべきである．
- **感染症**：用量依存的に易感染状態となり，プレドニゾロン20 mg/日以上では感染症の合併率が上昇する．特に長期使用に伴い，結核や真菌症などの特殊感染症のリスクも増加し，高齢者の場合，他の免疫調節薬を併用する場合にはST合剤の予防投与を検討する必要がある．
- **骨粗鬆症**：2014年の「ステロイド性骨粗鬆症の管理と治療ガイドライン（改訂版）」では，ステロイドを3カ月使用する予定の患者において危険因子（既存骨折，年齢，ステロイド投与量，骨密度）をスコアリングし，3点以上は薬物療法が推奨されている．第一選択はビスホスホネート製剤であるが，妊娠中・授乳中の安全性が確認されておらず，若年女性に対しては慎重投与である．また抜歯に伴う顎骨壊死にも注意が必要である[12]．
- ステロイドの長期投与例では，フィードバック機構によって続発性副腎皮質機能低下をきたしうる．特に，手術や外傷，重症感染症などのストレスが加わった場合，あるいは急なステロイドの中止や減量を行った場合に副腎不全をきたすことがある．重篤化すれば循環不全（低血圧や循環血液量減少性ショック）をきたし，迅速かつ適切な治療が行われなければ致死的となりうる．全身倦怠感や食思不振などの非特異的な症状を呈することが多いため，疑った場合は血清コルチゾールや副腎皮質刺激ホルモン（ACTH）の測定を行う[13]．

合併症・他剤との併用注意

- ステロイドの副作用は多彩であり，年齢や基礎疾患などの患者背景を十分に考慮する必要がある．
- 他剤との併用注意薬としては，低カリウム血症が現れることがあるため，カリウム保持性利尿薬を除く利尿薬（フロセミドやトリクロルメチアジドなど）との併用に注意が必要である．
- その他，経口抗凝固薬（ワルファリンカリウム）や経口血糖降下薬などは，その効果を減弱させることがあるとされる．

コツ

- ステロイド投与にあたっては感染症の除外のために，各種培養やIGRA（QFT, T-SPOT）の測定，アメーバ抗体，サイトメガロウイルス抗原（アンチゲネミア）などの測定が望ましい．
- 経口投与の場合，単回／分割の投与方法によって効果の差はないとされるが，不眠などの副作用を考慮し，単回投与では朝に，分割投与では朝と昼の内服に重点が置かれることが多い．
- 妊娠中にステロイド療法を行った場合の胎児への影響に関しては正確な結論が出ていないが，受胎時からステロイド療法を受けても胎児に奇形が発生する率はきわめて低く，胎児の成長にも影響がないという報告が多い．
- ステロイド抵抗例を早期に見極めること，ステロイド依存例を医原性に発生させないことが重要である．
- 累積ステロイド量がプレドニゾロン換算で10gとなった時点で手術も検討する．

落とし穴

- 解熱やCRP低下はステロイドの薬理学的作用であり，必ずしも病態を反映していないことがあるので注意が必要である．
- ステロイド治療はくり返す度に効果が減弱する傾向にあるため，ステロイド治療後に5-ASA製剤や免疫調節薬による寛解維持療法を行い，頻回投与とならないように配慮が必要である．

文献

1) Ford AC, et al：Am J Gastroenterol, 106：590-9; quiz 600, 2011
2) SC Truelove and LJ Witts：Br Med J,2：1041-1048,1955
3) Faubion WA Jr, et al：Gastroenterology, 121：255-260, 2001
4) Lennard-Jones JE, et al：Lancet, 285：188-189, 1965
5) Powell-Tuck J, et al：Digestion, 22：263-270, 1981
6) Benchimol EI, et al：Cochrane Database Syst Rev, CD006792, 2008
7) Steinhart AH, et al：Corticosteroids for maintenance of remission in Crohn's disease. Cochrane Database Syst Rev, CD000301, 2003
8) 潰瘍性大腸炎・クローン病　診断基準・治療指針，平成25年度改訂版
9) 厚生労働科学研究費補助金　難治性疾患克服研究事業　難治性炎症性腸管障害に関する調査研究　平成25年度分担研究報告書，2014
10) Tromm A, et al：Gastroenterology, 140：425-434.e1; quiz e13-4, 2011
11) Matsuoka K, et al：Am J Gastroenterol, 102：331-337, 2007
12)「ステロイド性骨粗鬆症の管理と治療ガイドライン　2014年度改訂版」(ステロイド性骨粗鬆症の管理と治療ガイドライン改訂委員会／編)，日本骨代謝学会，2014
13) 髙柳涼一，他：臨牀と研究，91：453-458，大道学館出版部，2014

第2章 治療薬の使い方　コツと落とし穴

§1 薬物治療

4 免疫調節薬
（アザチオプリン・6-メルカプトプリン）

松浦　稔，本澤有介，仲瀬裕志

✓ チェックリスト …あてはまったら，この治療を検討

潰瘍性大腸炎

導入療法
エビデンス：なし
- ☐ 軽症〜中等症例
- ☐ 治療効果発現までに時間を要しても構わない
- ☐ 5-ASA製剤不耐・アレルギー例
- ☐ 禁忌となる背景なし
- ☐ インフリキシマブによる寛解導入療法との併用[1]

維持療法
エビデンス：あり[3)4)]
- ☐ 寛解導入後早期に再燃
- ☐ 5-ASA製剤で寛解維持困難例
- ☐ 5-ASA製剤不耐例
- ☐ ステロイド依存例
- ☐ カルシニューリン阻害薬による寛解導入後
- ☐ 禁忌となる背景なし
- ☐ 抗TNF-α抗体製剤単独で二次無効例

💊 薬剤一覧

一般名	商品名	剤形
アザチオプリン（AZA）	イムラン®	錠（50 mg）
	アザニン®	錠（50 mg）
6-メルカプトプリン（6-MP）	ロイケリン® 散	散（10％）

クローン病

導入療法 エビデンス：一部あり[2]	☐ インフリキシマブによる寛解導入療法との併用[2] ☐ 禁忌となる背景なし
維持療法 エビデンス：あり[3] [5]〜[7]	☐ ステロイドによる寛解導入後 ☐ インフリキシマブとの併用 ☐ 術後寛解維持 ☐ 禁忌となる背景なし ☐ 抗TNF-α抗体製剤単独で二次無効例

治療薬の特徴

- アザチオプリン（AZA），6-メルカプトプリン（6-MP）ともにそれ自体に活性はなく，生体内で生成された代謝産物，6-チオグアニンヌクレオチド（6-TGN）がその薬理作用を発揮する（図1）．
- 作用機序として活性化リンパ球の増殖抑制，Tリンパ球のアポトーシス誘導などが考えられている．
- 免疫調節薬の治療効果を最大限に発揮するためには，用量調節を適切に行うことが必須である．
- 効果発現は緩徐（通常2〜3カ月を要する）であり，即効性はない．
- 免疫抑制作用は強力ではないが非常に安定している．
- ステロイド漸減中止と寛解維持に有用である．
- 単剤での導入療法についてのエビデンスはない．
- 抗TNF-α抗体製剤〔インフリキシマブ（レミケード®）〕導入早期からのAZA/6-MP併用により，抗TNF-α抗体製剤の治療効果を高める（第2章§1-5参照）．
- 潰瘍性大腸炎およびクローン病に対する保険適用が承認されているのはAZAのみである（6-MPは保険未承認）．
- 従来より，AZA/6-MPによる白血球減少症にはチオプリンの代謝酵素（TPMT）の遺伝子変異との関連性が有名であるが，アジア人では変異の割合は低い．
- 近年，酸化型のdGTP（DNA合成の基質）を分解する遺伝子（NUDT15）の遺伝子変異がAZA/6-MPによる白血球減少症の発症リスクと強く相関することが報告され，この遺伝子変異はアジア系に多いことが明らかとなっている[8]．

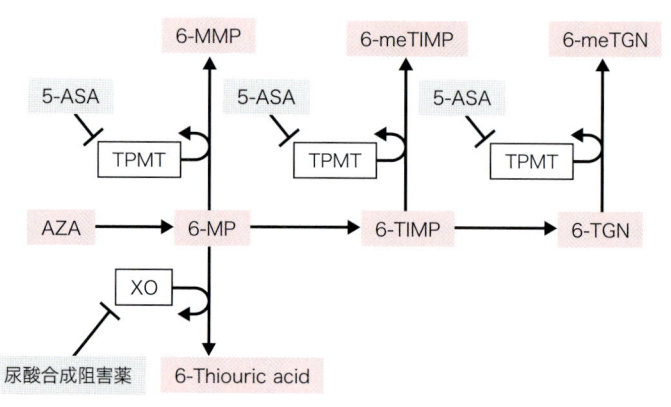

```
                6-MMP           6-meTIMP          6-meTGN
                 ↑                 ↑                 ↑
      5-ASA      |     5-ASA      |      5-ASA     |
        ⊥     TPMT        ⊥    TPMT        ⊥    TPMT
              ↑  ↺              ↑  ↺              ↑  ↺
      AZA → 6-MP    →    6-TIMP    →    6-TGN
             ↑ ↺
         XO
         ⊥  ↑
    尿酸合成阻害薬  6-Thiouric acid
```

図1 AZA/6-MPの代謝経路

5-ASA製剤は6-MPやその代謝産物を不活化するTPMT活性を低下させ，6-TGN濃度の増加させる．
尿酸合成阻害薬〔アロプリノール（ザイロリック®）〕はXOを阻害することで6-TGN濃度の上昇につながる．

▶ 潰瘍性大腸炎

- 5-ASA製剤による寛解維持が困難，あるいはステロイド依存性の潰瘍性大腸炎の寛解維持に用いる．
- 5-ASA製剤に不耐・アレルギーを示し，かつ疾患活動性が低い症例（治療効果発現までに時間を要しても構わない）には寛解導入目的に用いる場合がある．
- インフリキシマブによる寛解導入療法では，AZA併用により早期のステロイドフリー寛解率が有意に上昇する[1]．

▶ クローン病

- クローン病における寛解維持の基本治療薬である．
- ステロイドによる寛解導入後の寛解維持や，インフリキシマブによる寛解導入および維持療法と併用して用いる．
- 特に，インフリキシマブと免疫調節薬（AZA/6-MP）の併用療法により寛解維持率や粘膜治癒率が向上する[2]．
- 痔瘻や外瘻に対する改善効果がある．

投薬にあたって必要な検査，スクリーニング

- AZA/6-MP導入前に感染症や悪性腫瘍の除外が必要であり，胸部X線，エコー，CT，などによるスクリーニング検査を行う．
- B型肝炎ウイルス（HBV）感染患者ではHBV再活性化のリスクがあり，AZA/6-

- MP導入前にHBV感染のスクリーニング検査（HBs抗原，HBs抗体，HBc抗体，必要があればHBV-DNA定量）を行う．
- 比較的よく遭遇する副作用として**肝機能障害や膵酵素上昇**があり，AZA投与開始前の一般血液検査にて異常値の有無をチェックする．
- 白血球数が低値を示す症例では微量調整が可能な6-MP（散剤）による導入が安全な場合があり，AZA/6-MP投与開始前の白血球数を調べておく．
- 妊娠可能な女性患者では妊娠・出産に対する免疫調節薬の影響について不安を抱く場合が少なくない．妊娠期間中の免疫調節薬投与については異常妊娠のリスクを増加させないことがいくつかの疫学研究で報告されていることを十分説明する[8]．

処方例

- 日本人の標準投与量は成人でAZA 50 mg/日，6-MP 30 mg/日であるが，至適投与量は個人差が大きく，至適用量の使用ではじめて効果を発揮することが少なくないため適宜調整を要する[9]．
- 6-MPからAZAへの変換係数は2.07であり，AZAから6-MPに変更する場合は投与量を約半分にする（6-MP 25 mgがおおむねAZA 50 mgに相当）．

▶ 潰瘍性大腸炎

- **導入療法**：ステロイド依存性で疾患活動性が軽度の場合
  - イムラン® 1回50 mg 1日1回，もしくは
  - ロイケリン® 1回30 mg 1日1回より開始
- **維持療法**
  - イムラン® 1回50 mg 1日1回，もしくは
  - ロイケリン® 1回30 mg 1日1回より開始
- **用量調節**
  - 例1）イムラン®を1〜2カ月間隔で1日量として半錠（25 mg）ずつ増量
  - 例2）ロイケリン®を1〜2カ月間隔で1日量として10 mgずつ増量

▶ クローン病

- **導入療法**：他の寛解導入療法との併用時
  - イムラン® 1回50 mg 1日1回
- **維持療法**
  - イムラン® 1回50 mg 1日1回

無効な場合・再燃した場合

- AZA/6-MPが無効な場合，6-TGN濃度が至適レベルに到達していない可能性があり，他の薬剤への変更する前に投与量の調整（適正化）をはかる．
- 維持投与量については白血球数（3,000〜5,000/μL）やMCV（ΔMCV 6％程度の増加）を指標に調整する．
- 投与量を増加しても白血球数の低下を認めない場合には，赤血球中6-TGN濃度の測定を検討する（保険適用外）．
- AZA/6-MP投与量を適正化しても寛解維持が困難な場合，抗TNF-α抗体製剤（インフリキシマブ，アダリムマブ）による寛解維持療法へ移行する．

副作用

▶ 用量依存的な副作用

- 悪心・嘔吐，脱毛，肝機能障害，膵炎（膵酵素上昇），骨髄抑制などがみられる．
- 多くの場合，投与量の減量で改善するが，投与量の微量調整が必要な場合には6-MP（散剤）へ変更する．
- 特に肝機能障害が生じた場合には，高尿酸血症治療薬であるアロプリノールの併用により免疫調節薬の投与量を減量することで，肝毒性を抑えつつ適正な6-TGN濃度を保ちながら投与継続可能となる場合がある．

▶ 薬剤特有の副作用

- AZA，6-MPともに下痢，感染症などがみられる．
- 投与開始後，早期に下痢を呈する場合にはアレルギーや不耐の可能性があり，薬剤の中止が必要となる場合が多い．
- AZA/6-MP内服時の急性上気道炎，ウイルス感染（帯状疱疹など）は回復が遅れる場合があり，必要に応じて一時休薬を行う．
- AZAでは結合するイミダゾール環が副作用の一因になっている場合があり，AZA不耐例であっても6-MPへ変更することで投与継続可能になることがある[10]．

合併症がある場合や他剤との併用注意

▶ 他剤との併用注意

- ステロイド（15 mg/日以上）の併用時には感染予防としてスルファメトキサゾール・トリメトプリム（バクタ®）の投与（1回1g　1日2回を週2回，もしくは1回1g　1日1回を連日投与）を行う．

- 5-ASA製剤（メサラジン，スルファサラジンなど）は6-TGN濃度を増加させるため，併用する5-ASA製剤を増量する際には注意する．
- アロプリノールはキサンチンオキシダーゼ（肝臓での6-MPの不活性化に重要）を阻害するため，低用量のAZA/6-MPであっても6-TGN濃度の上昇につながり，そのリスクと利点について注意する[11]．

▶ 合併症

- 大規模な前向きコホート研究により，免疫調節薬未使用者と比べ，同薬剤内服中のIBD患者でリンパ増殖性疾患の発症リスクが約5倍高まることが報告されている[12]．
- インフリキシマブ併用時，特に若年男性で肝脾T細胞性リンパ腫（HSTL）の発症リスクを高めることが報告されている[13]．

コツ

- クローン病・潰瘍性大腸炎ともに，ステロイド漸減と寛解維持に有用である．
- 5-ASA抵抗例や不耐・アレルギー例，ステロイド依存例が最もよい適応である．
- 他の寛解導入療法と併用して使用し，その後の寛解維持を目的に早めに免疫調節薬を導入しておく．
- 日本人の標準投与量はAZA 50 mg/日，6-MP 30 mg/日であるが，至適用量の使用ではじめて効果を発揮することが少なくないため適宜調節を要する．
- 白血球数が3,000〜5,000/μLになるように投与量を調整する．
- 副作用が出た場合も，変更や減量で対処できることが少なくない．

落とし穴

- 効果発現は緩徐であり，即効性はない．
- 5-ASA製剤やアロプリノールとの併用時にはAZA/6-MPの効果が過剰になる可能性があり注意を要する．
- ステロイドとの併用時（特にプレドニゾロン15 mg/日以上）には感染症の合併に注意し，感染予防に努める．
- 長期投与に伴う感染症や悪性腫瘍の発生リスクについては今後の課題である．

文献

1) Panaccione R, et al：Gastroenterology, 146：392-400.e3, 2014
2) Colombel JF, et al：N Engl J Med, 362：1383-1395, 2010
3) Khan KJ, et al：Am J Gastroenterol, 106：630-642, 2011
4) Timmer A, et al：Cochrane Database Syst Rev, 9：CD000478, 2012
5) Dassopoulos T, et al：Gastroenterology, 145：1464-78.e1-5, 2013
6) Prefontaine E, et al：Cochrane Database Syst Rev, DOI：10.1002/14651858.CD000067.pub2, 2009
7) Gordon M, et al：Cochrane Database Syst Rev, 8：CD010233, 2014
8) Yang SK, et al：Nat Genet, 9：1017-1020, 2014
9) Coelho J, et al：Gut, 60：198-203, 2011
10) Komiyama T, et al：J Crohns Colitis, 2：315-321, 2008
11) Kennedy NA, et al：Aliment Pharmacol Ther, 38：1255-1266, 2013
12) Govani SM & Higgins PD：J Crohns Colitis, 4：444-449, 2010
13) Beaugerie L, et al：Lancet, 374：1617-1625, 2009
14) Kotlyar DS, et al：Clin Gastroenterol Hepatol, 9：36-41, 2011

第2章 治療薬の使い方　コツと落とし穴

§1　薬物治療

5　抗TNF-α抗体製剤
（インフリキシマブ・アダリムマブ）

田中浩紀，宮川麻希，本谷　聡

☑チェックリスト　…あてはまったら，この治療を検討

潰瘍性大腸炎

導入療法
エビデンス：あり[1)～3)]
- ☐ 中等症〜重症例
- ☐ ステロイド抵抗・依存例
- ☐ 免疫調節薬で寛解維持困難例
- ☐ 免疫調節薬不耐例
- ☐ カルシニューリン阻害薬無効例
- ☐ 血球成分除去療法無効もしくは困難

維持療法
エビデンス：あり[1) 4) 5)]
- ☐ 本剤による寛解導入例

クローン病

導入療法
エビデンス：あり[6)～9)]
- ☐ 中等症〜重症例
- ☐ 既存治療抵抗・困難例
- ☐ 免疫調節薬で寛解維持困難・不耐例
- ☐ 肛門病変あり
- ☐ 予後不良因子あり
- ☐ 高度な腸管の線維性狭窄・腹腔内膿瘍なし

維持療法
エビデンス：あり[6) 7) 10)]
- ☐ 本剤による寛解導入例
- ☐ 術後再燃予防
- ☐ 予後不良因子あり

73

薬剤の選択

インフリキシマブ

導入療法・維持療法	☐ 免疫調節薬投与可能 ☐ 自己注射拒否・困難例 ☐ アダリムマブ二次無効例 ☐ 8週ごとの点滴が可能

アダリムマブ

導入療法・維持療法	☐ インフリキシマブ二次無効例 ☐ インフリキシマブ使用困難例 ☐ 免疫調節薬不耐・拒否 ☐ 在宅自己注射希望

薬剤一覧

一般名	商品名	剤形
インフリキシマブ	レミケード®	点滴静注(100 mg/20 mL)
アダリムマブ	ヒュミラ®	皮下注(40 mg/0.8 mL)

治療薬の特徴 (図1)

- 現在わが国でクローン病と潰瘍性大腸炎に使用可能な抗TNF-α抗体製剤は,インフリキシマブ(IFX)とアダリムマブ(ADA)の2剤であり,いずれもTNF-αに対するモノクローナル抗体である.
- IFXはマウス由来のアミノ酸配列を25%有するキメラ型抗体であり点滴静注により投与される.一方,ADAは完全ヒト型抗体であり皮下注射により投与され,在宅での自己注射も可能な製剤である.

▶ **潰瘍性大腸炎**

- 既存治療で効果不十分の中等症〜重症の潰瘍性大腸炎がIFX/ADAによる寛解導

	インフリキシマブ （レミケード®） Infliximab：IFX	アダリムマブ （ヒュミラ®） Adalimumab：ADA
	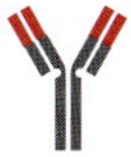 キメラ型抗TNF-α抗体	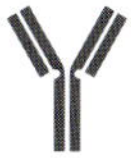 完全ヒト型抗TNF-α抗体
投与方法	点滴静注	皮下注射（在宅自己注射：可）
寛解導入	5 mg/kgを0, 2, 6週投与	160 mg/80 mgを0,2週投与
寛解維持	5 mg/kgを8週ごと投与	40 mgを2週ごと投与
効果減弱時	10 mg/kgを8週ごと投与	増量は本邦未承認

図1　IBD治療に用いられる抗TNF-α抗体製剤の特徴と投与方法

入療法の適応であるが，**特にステロイド抵抗性・依存性のいわゆる難治性潰瘍性大腸炎がIFX/ADA使用を考慮すべき対象である．**

- いずれの薬剤も寛解導入後の維持投与が継続可能であるが，8週を越えて有効性が得られない場合には漫然と投与せず他の治療法を考慮する必要がある．
- 効果減弱時の増量に関する保険適用は，IFX/ADAのいずれにおいても認められていない．
- キメラ型抗体であるIFXは，寛解導入時に免疫調節薬（アザチオプリン）併用による寛解導入効果の増強が指摘されている[3]．
- ADA寛解導入時における免疫調節薬併用の意義は明らかにされていないため，現時点ではADA単独での寛解導入治療が推奨される．
- 完全ヒト型抗体であるADAのわが国における潰瘍性大腸炎への適応追加は2013年6月であり，IFXとADAの位置付けを考察するには今後の症例の蓄積が必要である．
- 自己注射希望例や8週ごとのIFX投与にかかわる通院が困難な例，点滴ルート確保困難例，免疫調節薬不耐または拒否例ではADAを考慮する必要があるが，自己注射拒否例やアドヒアランス不良で自己注射が困難な場合にはIFXを考慮すべきである．
- 5-ASA製剤と免疫調節薬では寛解維持が困難であったステロイド依存例に対しては，カルシニューリン阻害薬よりも維持療法が可能な抗TNF-α抗体製剤を第一選択として考慮すべきである．
- 5-ASA製剤と免疫調節薬のいずれの薬剤に対しても不耐症状を呈す潰瘍性大腸炎は維持治療がきわめて困難な状況となるため，抗TNF-α抗体製剤は有用な選択肢となり得るが，潰瘍性大腸炎におけるIFX/ADAの長期寛解維持効果は明確

- にはされていないことにも注意が必要である．
- 寛解維持されている潰瘍性大腸炎患者に抗TNF-α抗体製剤の継続投与が必要か否かは明らかにされておらず，長期使用に伴う発癌の危惧や医療経済上の問題が指摘されている．この問題を解決すべく，現在わが国ではIFX中止群と継続群の寛解維持率を比較する多施設共同研究が始まっている．

▶ クローン病

- 既存治療抵抗性の中等症〜重症のクローン病がIFX/ADAの適応である．いずれの薬剤も寛解導入後の維持投与が継続可能であるが，IFXでは6週時，ADAでは4週を目安に有効性が得られない場合には漫然と投与せず，他の治療法を考慮する必要がある．
- 近年，IFX/ADAによる早期治療介入，いわゆるTop down治療の有用性も指摘されているが[11]，軽症例や内視鏡所見が軽微な症例に対しては安易に使用すべきではない．
- 若年発症，広範囲の病変，狭窄・瘻孔，肛門病変，腸管切除歴の存在といったクローン病の予後不良因子を有し，進行性の消化管病変を認める場合には，IFX/ADAの早期導入を検討すべきである[12]．
- IFX/ADAのどちらの薬剤を第一選択とすべきか明確な指針は存在しないため，患者が選択しやすいよう十分な情報提供を行うことが必要である．潰瘍性大腸炎での使い分けと同様に，投与方法や患者の特性，免疫調節薬の可否に加え効果減弱時の対応の違いも薬剤選択に必要な情報となり得る．
- IFXによる寛解導入時においてはアザチオプリン併用による上乗せ効果がランダム化比較試験により示されており，早期に併用することが望ましい（SONIC study）[9]．
- ADAに対するアザチオプリン併用の有用性は明らかにされていないが，現在わが国においてADA単独治療とアザチオプリン併用とを比較する多施設共同研究が進行中である．
- IFX/ADA維持治療中の効果減弱時には，IFXにおいてのみ倍量投与が保険適用されている（IFXの投与期間短縮は保険未収載）．ADAでの倍量あるいは毎週投与は未承認である．
- 複数回の手術を回避する目的で術後早期におけるIFX/ADAの介入が試みられているがエビデンスは少ない．近年，再燃リスクに応じた治療介入に加え，術後6カ月で内視鏡的再燃を認めたクローン病に対するStep up治療（免疫調節薬→ADA 40 mg→ADA 80 mgへのStep up）が術後18カ月後の内視鏡的再燃を抑制することが示されている（POCER trial）[13]．

投薬にあたって必要な検査，スクリーニング

- 重篤な感染症・活動性結核・脱髄疾患・うっ血性心不全を有する患者に対するIFX/ADAの投与は禁忌である．
- 不顕性結核の再活性化に注意する必要があり，IFX/ADA投与前におけるスクリーニングは必須事項である．潜在性結核のスクリーニングは問診，ツベルクリン反応，胸部X線に加え，必要に応じてインターフェロンγ遊離試験を施行する．
- B型肝炎ウイルスキャリアにおける肝炎の増悪に注意する必要がある．B型肝炎のスクリーニングはHBs抗原の測定のみでは不十分であり，**HBs抗体およびHBc抗体の測定が推奨**されている．HBs抗体あるいはHBc抗体陽性例は1カ月ごとにHBV-DNAの測定を行い，肝炎増悪時には肝臓専門医との連携が必要である[14]．
- クローン病において，強い線維性狭窄・腹腔内膿瘍などの手術適応となる病変がある場合にはIFX/ADAの投与は控えるべきである．強い線維性狭窄に対しては腸閉塞のリスクがあり，腹腔内膿瘍に対してはさらなる増悪により敗血症等の重篤な感染症を引き起こすおそれがある．内視鏡検査・消化管造影検査・腹部CT検査等によるこれらの病態のスクリーニングがIFX/ADA投与前には必須である．

処方例

▶ 潰瘍性大腸炎・クローン病共通

- ●導入療法
    - レミケード® 1回5 mg/kgを0，2，6週に2時間で点滴静注
    - ヒュミラ® 初回に1回160 mg，初回投与2週間後に1回80 mgを皮下注
- ●維持療法
    - レミケード® 1回5 mg/kgを8週間ごとに2時間で点滴静注[※1, 2]
    - ヒュミラ® 1回40 mgを2週間ごとに皮下注[※3]
        - ※1 クローン病においてのみ，効果が減弱した場合には10 mg/kgを8週ごとに点滴静注可能
        - ※2 infusion reactionが認められなければ点滴時間を1時間まで短縮できる
        - ※3 適用が妥当と判断された患者については在宅自己投与が可能

無効な場合・再燃した場合

- IFX/ADAによる維持治療中において，それまで有効であったIFX/ADAの治療効果が減弱する，いわゆる「二次無効（Loss of response）」が臨床上の大きな問題となっている．

- IFX/ADA に対する中和抗体の産生や IFX/ADA 血中濃度の低下が二次無効の主な原因と考えられている．
- 二次無効出現時は薬剤の増量と変更が治療選択肢となるが，現在，わが国において保険収載が得られているのはクローン病に対する IFX 治療においてのみである．

▶ 潰瘍性大腸炎

- IFX/ADA は既存治療抵抗性の難治性潰瘍性大腸炎に使用されることが前提であるため，考慮し得る一次無効時の対応は外科的治療かカルシニューリン阻害薬（未使用であれば）への変更であるが，IFX/ADA からカルシニューリン阻害薬への変更による有効性および安全性に関する詳細は明らかにされていない．
- IFX/ADA による維持治療中の再燃（二次無効）時においては，手術，カルシニューリン阻害薬への変更に加え，もう一方の抗 TNF-α 抗体製剤への変更も考慮できる．
- これらの治療選択を安易に行うことは，患者の全身状態や潰瘍性大腸炎の病勢によってはきわめて危険な状態を引き起こす可能性があり，**IFX/ADA 一次無効および二次無効時の治療変更が必要な際には，原則的に IBD 専門施設へのコンサルトを検討**してほしい．

▶ クローン病

- クローン病において IFX/ADA の一次無効を経験することは少ないが，そのような場合には薬剤の問題ではなく，**狭窄・内瘻・腹腔内膿瘍などの手術適応となる病変が存在している**可能性があり，まずはスクリーニングが十分であったかを検討すべきである．そのうえで，IFX/ADA 不応の治療困難例は専門医へのコンサルトが望ましい．
- IFX/ADA の二次無効時の対応として，ECCO のガイドライン[15]においては薬剤をスイッチする前に増量を考慮することが推奨されている．
- わが国においては増量が保険収載されているのは IFX のみであり，5 mg/kg から 10 mg/kg への増量が認められている（ADA 増量および IFX 投与期間短縮は国内未収載）．IFX 投与 6 週以後に効果が減弱した場合には増量が可能である．
- 一次無効時と同様，二次無効時においても手術適応となる病変が存在する場合があり，増量を考慮する前にこれらの病変の検索を行うことが重要である．

副作用

▶ 用量依存的な副作用

- **最も注意すべき副作用は感染症**である．前述した結核と B 型肝炎に加え真菌や他

のウイルス感染症についても注意する必要がある．
- ループス様症候群，脱髄疾患，汎血球減少等の重篤な血液障害，間質性肺炎，肝機能障害なども注意すべき重大な副作用として報告されている．

▶ 薬剤特有の副作用

● IFX
- IFXはマウス由来のアミノ酸配列を25％有するキメラ型抗体であるため，投与時反応（infusion reaction）とよばれる投与直後から投与中にかけて発生する即時型アレルギー反応に注意する必要がある．
- IFXは投与期間があいた場合には，抗体産生や投与時反応がでやすくなることがある．
- 呼吸困難，血圧低下，蕁麻疹様症状といった投与時反応に伴う症状の出現時には，IFXの投与中止や投与速度を遅くするなどの対応を行う．それに加え，症状が重篤な場合にはアドレナリンやメチルプレドニゾロンの投与も考慮しなければならない．
- 投与後から数日以降に発生し1週間程度持続する遅発性過敏症（関節痛，筋肉痛，頭痛，発熱，皮疹等）が出現することがある．
- 遅発性過敏症対策には，H1およびH2受容体拮抗薬の予防的内服投与が有効な場合があるが，症状が強い場合にはIFX中止およびADAへの変更を考慮する注意する必要がある．

● ADA
- ADAは完全ヒト型抗体であるため，重篤な投与時反応や遅発性過敏症を経験することは少ないが，ADA投与部位に紅斑，掻痒，腫脹，発疹等の注射部位反応を呈することがあり，重篤な場合には対応が必要である．

合併症がある場合や他剤との併用注意

- 他剤併用において最も注意すべき点は，**ステロイドやアザチオプリンが併用された場合の易感染性**である．日和見感染症を含めた十分な感染対策が必要である．
- IFXにおけるアザチオプリン併用の際には，アザチオプリン特有の副作用にも留意する必要がある（第2章§1-4参照）．
- **IFXとアザチオプリンの併用により肝脾T細胞性リンパ腫の発生頻度が高まる可能性**があることが指摘されており，十分留意するとともに患者への説明が必要である．

コツ

- IFX/ADAはステロイド抵抗性・依存性の難治性潰瘍性大腸炎において使用を考慮する.
- IFX/ADAは既存治療抵抗性の中等症～重症のクローン病において使用を考慮する.
- 予後不良因子・進行性の消化管病変を有するクローン病ではIFX/ADAの早期導入を検討する.
- 潰瘍性大腸炎・クローン病ともにIFXによる寛解導入時にはアザチオプリンを併用することが望ましい.
- クローン病に対するIFX治療においてのみ二次無効出現時の倍量投与が認められている.

落とし穴

- いずれの薬剤も有効性が得られない場合には漫然と投与せず他の治療法を考慮する.
- IFX/ADAは軽症例や内視鏡所見が軽微なクローン病に対しては安易に使用すべきではない.
- 不顕性結核とB型肝炎ウィルスキャリアのスクリーニングが必須である.
- クローン病のスクリーニング時・一次/二次無効出現時には手術適応となる病変を検索する.
- IFX/ADAとアザチオプリンの併用による肝脾T細胞性リンパ腫の発生に注意する.
- IFXは投与期間があいた場合には, 抗体産生や投与時反応がでやすくなることがある.

文献

1) Rutgeerts P, et al：N Engl J Med, 353：2462-2476, 2005
2) Reinisch W, et al：Gut, 60：780-787, 2011
3) Panaccione R, et al：Gastroenterology, 146：392-400.e3, 2014
4) Sandborn WJ, et al：Gastroenterology, 142：257-65.e1-3, 2012
5) Suzuki Y, et al：J Gastroenterol, 49：283-294, 2014
6) Hanauer SB, et al：Lancet, 359：1541-1549, 2002
7) Sands BE, et al：N Engl J Med, 350：876-885, 2004
8) Hanauer SB, et al：the CLASSIC-I trial. Gastroenterology, 130：323-33, 2006
9) Colombel JF, et al：N Engl J Med, 362：1383-1395, 2010

10) Sandborn WJ, et al：Gut, 56：1232-1239, 2007
11) D'Haens G, et al：Lancet, 371：660-667, 2008
12) D'Haens GR, et al：Am J Gastroenterol, 106：199-212; quiz 213, 2011
13) De Cruz P, et al：Lancet, 385：1406-1417, 2015
14) B型肝炎治療ガイドライン 第2.1版，日本肝臓学会，2015
15) Dignass A, et al：J Crohns Colitis, 4：28-62, 2010

第2章 治療薬の使い方　コツと落とし穴

§1　薬物治療

6 カルシニューリン阻害薬
（タクロリムス・シクロスポリン）

松岡克善

✓ チェックリスト …あてはまったら，この治療を検討

潰瘍性大腸炎

導入療法 エビデンス：あり[1〜3]	☐ 中等症〜重症例（劇症） ☐ ステロイド抵抗・依存例 ☐ 免疫調節薬開始が可能 ☐ 抗TNF-α抗体製剤無効例 ☐ 血球成分除去療法無効もしくは困難例 ☐ 血中濃度測定可能（入院もしくは頻回の来院が可能）
維持療法 エビデンス：なし	エビデンス・保険適用なし

クローン病

導入療法 エビデンス：なし	エビデンス・保険適用なし
維持療法 エビデンス：なし	エビデンス・保険適用なし

薬剤一覧

一般名	商品名	剤型
シクロスポリン	サンディミュン®	点滴静注 (250 mg)
タクロリムス	プログラフ®	カプセル (0.5 mg, 1 mg)

治療薬の特徴

- シクロスポリンは，潰瘍性大腸炎に対しては保険適用がない．
- タクロリムスは，潰瘍性大腸炎に対してはカプセルのみ保険適用がある．
- 血中濃度に依存して免疫抑制作用を発揮するとともに，濃度依存的な副作用もあるため，血中濃度のモニタリングが必要である．
- T細胞内のシグナル伝達に必須の分子であるカルシニューリンを阻害することで，T細胞からのIL-2産生を抑制し，T細胞の増殖を抑えることで免疫抑制作用を発揮する．

▶ 潰瘍性大腸炎

- ステロイド抵抗例もしくは依存例の中等症～重症の潰瘍性大腸炎に対する寛解導入療法として用いられている．
- タクロリムス，シクロスポリンともに寛解維持についてはエビデンスはない．
- 中等症～重症の症例に対して適応がある．
- 中毒性巨大結腸症に対しても有効であったという報告があるが，外科との連携のもとで専門施設でのみ行うべきである．
- タクロリムス，シクロスポリンともに通常は入院症例に対して用いられる．ただし，タクロリムスは経口薬であり，外来で開始することもできるが，血中トラフ濃度測定のために頻回の来院が必要になる．

▶ クローン病

- タクロリムス，シクロスポリンともにクローン病に対して有効であったとの報告はあるが，エビデンスレベルは低く，実臨床で用いられることは少ない．

投薬にあたって必要な検査，スクリーニング

- 副作用として腎機能障害の頻度が高いので，血清クレアチニン・尿素窒素・検尿で腎機能をチェックしておく．

- 副作用として血糖値が上昇することがあるので，空腹時血糖・HbA1cを測定し糖尿病の有無を確認する．
- 致死的な合併症としてニューモシスチス肺炎を発症することがあるので，定期的にβ-D-グルカン値をモニタリングする．
- B型肝炎ウイルスキャリアや既感染例においてB型肝炎ウイルスの再活性化が起こることがあるので，HBs抗原・HBc抗体・HBs抗体を測定する．

処方例

▶ シクロスポリン

- サンディミュン® 250 mg/5 mL ＋ 生理食塩水 45 mL（2 mL/時間で持続静注）
- 血中濃度が150～250 ng/mLになるように投与量を調整する．投与期間は2週間を目安とする．
- 初期投与量として，2 mg/kgと4 mg/kgでは効果は同等と報告されている．
- シクロスポリン持続静注後に経口投与に切り替えることもある．
- シクロスポリンで寛解導入できた場合は，免疫調節薬で寛解維持を行う．

▶ タクロリムス

- プログラフ®　1回2.5 mg，1日2回　朝夕食後内服
- 上記の量は血中トラフ濃度をすみやかに上げるために，添付文書に記載されている初期投与量のおおよそ倍量で開始されることが多い．
- 血中トラフ濃度を1～2日ごとに測定し，最初の2週間は血中トラフ濃度が10～15 ng/mLになるように投与量を調整する．その後は5～10 ng/mLになるように投与量を調整する．
- 1日あたりの投与量の上限は0.3 mg/kgを超えないように注意する．
- 3カ月を目安に投与を終了する．

無効な場合・再燃した場合

- 無効例では手術を考慮する．抗TNF-α抗体製剤への変更は，感染症や術後合併症のリスクを上げるため，専門施設で行うこと．
- 抗TNF-α抗体製剤無効時の本剤への変更についても同様に専門施設で行う．
- タクロリムス，シクロスポリンとも寛解導入療法として用いられるため，寛解維持療法として免疫調節薬に切り替えていく．

副作用

▶ 用量依存的な副作用

- **腎障害**：血中濃度が高すぎる場合や，長期に投与した場合に発現しやすい．
- **振戦**：血中濃度が高くなると約30％の症例で出現する．薬剤が終了すると消失するため，日常生活に支障がないようであれば，効果を優先して投与を継続することが可能である．

▶ 薬剤特有の副作用

- **感染症**：特に致死的であるニューモシスチス肺炎に対して十分な注意が必要である．β-D-グルカンによるモニタリングを行い，呼吸器症状の有無に注意する．β-D-グルカン値が上昇した場合や，呼吸器症状が出現した場合は胸部X線や胸部CTを行う．ST合剤の予防投与もできるだけ行うことが望ましい．
- **その他**：低マグネシウム血症（補充は通常必要ない），高カリウム血症，感覚異常，高血圧，高血糖，膵炎，肝障害などがみられることがある．
- 腎障害を認めた場合は減量もしくは中止する．

合併症がある場合や他剤との併用注意

- **カリウム保持性利尿薬**：高カリウム血症が出現することがあるため禁忌である．
- **生ワクチン**：本剤を使用中は生ワクチンの接種は避ける．
- **グレープフルーツ**：CYP3A4の阻害により血中濃度が上昇することがある．
- **抗生物質**（エリスロマイシン・クラリスロマイシンなど），**アゾール系抗真菌薬**，**カルシウム拮抗薬**：シクロスポリン，タクロリムス同様CYP3A4の競合的拮抗により代謝が阻害され血中濃度が上昇することがある．

コツ

- 本剤が無効であった場合には手術になる可能性が高いため，外科と十分に連携しておくことが大事である．
- 血中トラフ濃度は投与量と比例することが多いので，血中トラフ濃度と目標値との比例計算で投与量を決めることができる．
- 血中トラフ濃度は空腹時に上がるので，血中トラフ濃度の上がりがよくない場合は食前投与にする．

落とし穴

- 血清クレアチニン値が正常範囲内でも，徐々に値が上がってくることがあるので，血清クレアチニン値の経時的な推移に注意する．
- 腎障害を認めた場合は減量もしくは中止する．

文献

1) Lichtiger S, et al：N Engl J Med, 330：1841-1845, 1994
2) Ogata H, et al：Gut, 55：1255-1262, 2006
3) Ogata H, et al：Inflamm Bowel Dis, 18：803-808, 2012

第2章 治療薬の使い方 コツと落とし穴
§1 薬物治療

7 経腸成分栄養療法

市川仁志

☑チェックリスト …あてはまったら，この治療を検討

潰瘍性大腸炎

導入療法 エビデンス：なし[1]	栄養管理目的の保険適用あり
維持療法 エビデンス：なし[1]	栄養管理目的の保険適用あり

クローン病

導入療法 エビデンス：あり[2]	□ 軽症〜中等症例 □ 小腸型，小腸・大腸型 □ 薬物治療の副作用に懸念の強い症例 □ 抗TNF-α抗体製剤無効例 □ 小児または高齢者 □ 予後不良因子が少ない □ 狭窄もしくは狭窄症状
維持療法 エビデンス：あり[3]	□ 小腸型，小腸・大腸型 □ 術後再燃予防 □ 抗TNF-α抗体製剤無効例 □ 小児または高齢者 □ 本剤による寛解導入例 □ 予後不良因子が少ない □ 狭窄もしくは狭窄症状

薬剤一覧

一般名	商品名	剤形
成分栄養剤	エレンタール®	袋，ボトル（80 g/300kcal）
	エレンタール®P	袋（80 g/312kcal）
消化態栄養剤	ツインライン®NF	袋（400 mL/400kcal）
半消化態栄養剤	ラコール®NF	袋（200 mL/200kcal）
	ラコール®NF半固形	缶（250 mL/250kcal）
	エンシュア・リキッド®	袋（200 mL/200kcal）
	エネーボ®	缶（250 mL/300kcal）

治療薬の特徴

- 経腸成分栄養療法は単に栄養補給にとどまらず，腸管安静と腸管からの抗原刺激除去という機序によりクローン病の第一選択治療のひとつと考えられている．詳細な作用機序は明らかになっていないが，その1つとして成分栄養剤に含まれるヒスチジンに抗炎症作用を認めるとの報告[4]がある．
- 他の薬物療法と異なり重篤な副作用が皆無であるため，薬物療法の副作用に懸念の強いクローン病にはよい適応である．
- 成分栄養剤は主にデキストリンとアミノ酸で構成され，脂肪の含有は極めて少ない．消化態栄養剤はデキストリンとアミノ酸，ペプチドで構成されている．いずれもほとんど消化を必要とせずに吸収され，ほぼ無残渣であるが，浸透圧が高く下痢をしやすい．半消化態栄養剤は，腸管である程度の消化を必要とし，残渣が形成されるが，アミノ酸やペプチド特有の味や臭いがなく，経口摂取しやすい．狭窄を認める場合には残渣が少ない成分栄養剤あるいは消化態製剤の方が好ましい．2014年から半消化態栄養剤として発売されたエネーボ®は，セレン，カルニチン，クロム，モリブデンが配合されており，長期にわたり，経口的食事摂取が困難な場合の栄養補給に適している．
- **潰瘍性大腸炎に対して，経腸栄養療法には寛解導入効果や寛解維持効果は認めない**[3]．しかし，経腸栄養は経口的な栄養補給の目的，あるいは静脈栄養から経口摂取への移行期に用いることが可能である．
- 完全経腸栄養を必要とするクローン病の活動期には経鼻栄養チューブと注入ポンプを用いて持続的に投与する．浸透圧性下痢を起こしやすく，投与速度は30 mL/時から開始し，その後徐々に上げ，最終的には100 mL/時とする．味や臭いのため服用が困難な場合には，寛解期にも就寝中に経鼻栄養チューブを用いて1日摂取カロリーの半分（約900kcal）を経腸栄養剤で摂取することが推奨されている．
- クローン病では寛解維持に経腸栄養剤のアドヒアランスの遵守が重要である．

- 軽症～中等症で，小腸型あるいは小腸病変が主体の小腸・大腸型のクローン病が経腸栄養療法の適応である．
- クローン病では従来，完全経腸栄養による寛解導入療法で長期の入院を余儀なくされたり，寛解維持療法として経鼻チューブを自己挿入し就寝中に経腸栄養剤を投与することが行われていたりしたが，生活スタイルの変化や抗TNF-α抗体製剤など内科的治療の進歩により，やみくもに上記のような治療を強制すべきではなく，患者の生活スタイルや治療経過を踏まえ，経腸栄養剤の経口法あるいは薬物療法との併用を考慮する．

投薬にあたって必要な検査，スクリーニング

- 女性であれば，妊娠の有無を確認する．海外において，妊娠前3カ月～妊娠初期3カ月までにビタミンAを10,000 IU/日以上摂取した女性から出生した児に，頭蓋神経堤などを中心とする奇形発現の増加が推定されたとする疫学調査結果があるためである．

処方例

▶ 潰瘍性大腸炎

- 成分栄養剤や消化態栄養剤はアミノ酸やペプチドの特有の味や臭いで受容性が低く，半消化態栄養剤が用いられることが多い．
- ラコール® NF
- エンシュア・リキッド®
- エネーボ® 1回200～250 mL 1日3回

▶ クローン病

● 導入療法
- 小児では成長障害や薬物の影響などを配慮し，経腸栄養療法を中心とした治療法を選択する．
- 1日投与量の目安は30kcal/kg体重である．
- エレンタール®，ツインライン® 1日1,800 mL（体重が60 kgの場合）
  なお，エレンタール®は，1包（80 g）を微温湯240 mLで溶解すると300 mL（300 kcal）となる．

- ●維持療法
  - ◆維持療法においても過去の報告[5]からは1日に必要な摂取カロリーの35％～50％（約600～900kcal）を経腸栄養剤で摂取することが望ましい．
  - ◆腸管切除を受けたクローン病は再燃しやすく，積極的に経腸栄養療法を実施する．

無効な場合・再燃した場合

▶ クローン病
- ◆完全経腸栄養療法で十分な改善がみられない場合には抗TNF-α抗体製剤などの薬物療法の追加を検討する．
- ◆狭窄例で使用した場合には手術への移行を考慮する．

副作用・合併症

▶ 用量依存的な副作用
- ◆下痢（12.9％）
- ◆腹部膨満感（4.4％）
- ◆悪心（2.1％）
- ◆嘔吐（1.6％）

※括弧内の数字は承認時臨床試験および市販後の使用成績調査における頻度である．

▶ 薬剤特有の副作用
- ◆エレンタール®は760 mOsm/Lと浸透圧が高く下痢を誘発しやすいので，服用速度に留意する．
- ◆血中AST（GOT）・ALT（GPT）・AlP上昇（3.7％）

▶ 合併症
- ◆高度の栄養障害のある患者にはリフィーディング症候群を合併しないように急速な高カロリー投与は控える．

> **memo** リフィーディング症候群はリンやビタミンB_1などのミネラルやビタミンの欠乏した慢性的な栄養不良患者に急速な栄養補給によって発症する代謝性疾患で，意識障害，不整脈，心不全，横紋筋融解，呼吸不全など多彩な臨床像を示す代謝合併症で，3～6カ月で10％以上の体重減少，5日間以上の絶食などがリフィーディング症候群の高リスク患者と考えられている．

合併症がある場合や他剤との併用注意点

- 広範囲な小腸病変，著しい栄養不良，大量出血，腸閉塞，腹腔内膿瘍，重度な肛門病変などの**合併症がある場合には，腸管の安静を図るため絶食とし，中心静脈栄養から開始**する．

コツ

- 液状の経腸栄養剤の粘度を上げ半固形化した製剤（ラコール®NF半固形）は下痢の防止に有効である．
- エレンタール®のアドヒアランスが悪い場合には，成分栄養剤以外の他の経腸栄養剤でもエレンタール®と同等の効果がみられたという報告[1]があり，消化態栄養剤，半消化態栄養剤への変更を検討する．
- 忙しく飲み忘れがちな学生や社会人の患者には，勤務先や学校に持ち運びしやすいエレンタール®のボトルタイプを処方し，食事と一緒にあるいは食間に服用するよう指導する．また，エレンタールは現在，10種類のフレーバーが発売されており，好みのフレーバーを添加し飲用する，あるいはゼリーやムースにし食感を変更するなど工夫してみる．
- 抗TNF-α抗体製剤は約30〜50％のクローン病患者で効果の減弱（二次無効）がみられる．二次無効例を対象としたものではないが，抗TNF-α抗体製剤を維持投与している患者において再燃率は経腸栄養療法の併用群の方が非併用群と比し，低かったという報告[6]がある．
- 狭窄症状を有するが外科的治療を希望しない患者の導入および維持療法には経腸栄養療法を選択する．

落とし穴

- 成分栄養剤による完全経腸栄養では必須脂肪酸欠乏をきたす恐れがあるため，脂肪乳剤（イントラリポス®20％ 250 mL，3時間以上かけて）を週2日点滴投与する．
- セレンや亜鉛などの微量元素の欠乏にも注意する．

文献

1) Hartman C, et al：World J Gastroenterol, 15：2570-2578, 2009
2) Zachos M, et al：Cochrane Database Sys Rev, 24：CD452, 2007
3) Takagi S, et al：Aliment Pharmacol Ther, 24：1333-1340, 2006
4) Andou A, et al：Gastroenterology, 136：564-74.e2, 2009
5) Verma S, et al：Dig Liver Dis, 32：769-774, 2000
6) Hirai F, et al：Dig Dis Sci, 58：1329-1334, 2013

8 中心静脈栄養

髙津典孝，松井敏幸

☑チェックリスト …あてはまったら，この治療を検討

潰瘍性大腸炎

導入療法 エビデンス：なし	☐ 重症，劇症例 ☐ 腸管安静が必要 ☐ 全身状態不良 ☐ 栄養状態不良 ☐ 巨大結腸症の併発
維持療法 エビデンス：なし	エビデンス・保険適用なし

クローン病

導入療法 エビデンス：あり[1)2)]	☐ 重症例 ☐ 栄養状態不良 ☐ 頻回の下痢 ☐ 狭窄・瘻孔・膿瘍形成 ☐ 高度の肛門部病変 ☐ 薬物治療のみで状態の改善が見込めない症例
維持療法 エビデンス：なし	☐ 短腸症候群 ☐ 吸収障害

💊 薬剤一覧

▶ 脂肪乳剤

一般名	商品名	種類
脂肪乳剤	イントラリポス®輸液20%	100 mL/袋，250 mL/袋

▶ 高カロリー輸液

高カロリー輸液キット製剤としては，「糖電解質液＋アミノ酸液」，「糖電解質液＋アミノ酸液＋高カロリー輸液用総合ビタミン剤」，「糖電解質液＋アミノ酸液＋高カロリー輸液用総合ビタミン剤＋高カロリー輸液用微量元素製剤」などがあり，それぞれに1号液，2号液，(3号液)がある．

治療薬の特徴

▶ 潰瘍性大腸炎

- 潰瘍性大腸炎では栄養療法そのものに寛解導入効果は認めず，薬物療法が治療の中心となる[3]．
- 全身状態や栄養状態が不良である重症，劇症例では，腸管の安静が必要であり，薬物療法と併用して中心静脈栄養療法（TPN）の適応となる．
- 巨大結腸症を併発した症例で，外科的治療を考慮しつつ内科的治療を行う場合にも，経口摂取を禁じTPNを行う．

▶ クローン病

- 活動期クローン病では，重症度〔活動性指数（CDAI），合併症，炎症所見（CRP），治療反応性〕を考慮し，栄養療法，薬物療法，あるいは両者の組み合わせで治療法を決定する．ただし，高度な合併症を有する場合には外科的治療も考慮する[4]．
- 活動期クローン病における経腸成分栄養療法とTPNの寛解導入効果は同等とされており[1,2]，可能であれば経腸成分栄養療法を優先的に選択するのが基本である．
- 中等症～重症で栄養療法を治療の中心とする場合には，経腸成分栄養療法を選択する．しかし，病勢が重篤で高度の合併症を有する重症例の場合は，TPNの適応となる．
- 活動期クローン病で，著しい栄養低下，頻回の下痢，広範な小腸病変の病勢が重篤な場合，腸管の高度狭窄や瘻孔，膿瘍形成，大量出血，高度の肛門病変などを有する場合は，絶食のうえTPNを行う[5]．
- 経腸成分栄養療法の受容性が悪く施行が困難な場合や，効果不十分な場合にも

- TPNの適応となる．
- ステロイドや抗TNF-α抗体製剤などの強力な薬物療法のみでは状態の改善が見込めない症例も，TPNの併用を考慮する．
- TPNにて病状が安定すれば，経腸成分栄養療法などに移行し維持療法を行う．
- 短腸症候群など，吸収障害を有し経腸成分栄養療法による栄養管理が困難な症例では，在宅中心静脈栄養療法（HPN）を考慮する．

投薬にあたって必要な検査，スクリーニング

- 重症度，合併症の評価を十分に行い，本当にTPNの適応か否かを判断する．1週間くらいの絶食であれば，アミノ酸，脂肪乳剤を含む末梢静脈栄養法（PPN）での栄養管理で十分である．
- TPN施行前に，身長・体重・BMIの測定，採血にて栄養状態（総蛋白，アルブミン値，総コレステロール，中性脂肪），Hb値，血糖値，HbA1c，肝機能，腎機能，電解質の評価を行う．これらはTPN施行中も定期的に評価する．

処方例

- 各施設における，利用可能なTPN用のキット製剤の種類を把握し，各種ビタミン製剤，微量元素も連日投与する．
- 糖・アミノ酸中心のTPNでは必須脂肪酸が欠乏してくるため，脂肪乳剤の投与も原則的に連日行う[6]．
- ほとんどのキット製剤は1号液，2号液があり，1号液で開始し，数日後に2号液にカロリーアップするのが一般的である．

▶ 実際の処方例

●ビタミン，微量元素添加製剤を使用する場合

【TPN開始時】下記を併用する
- エルネオパ®1号輸液　2,000 mL　24時間で中心静脈に持続点滴静注
- イントラリポス®輸液（20％）　100 mL　0.1 g/kg/時以下の速度で点滴静注
※総カロリー：1,120 kcal（エルネオパ®）＋200 kcal（イントラリポス®）

【TPN維持期】下記を併用する
- エルネオパ®2号輸液　2,000 mL　24時間で中心静脈に持続点滴静注
- イントラリポス®輸液（20％）　100 mL　0.1 g/kg/時以下の速度で点滴静注
※総カロリー：1,640 kcal（エルネオパ®）＋200 kcal（イントラリポス®）

● ビタミン，微量元素非添加製剤を使用する場合

【TPN開始時】下記を併用する
- ピーエヌツイン®-1号輸液1,000 mL＋ネオラミン・マルチV®注 1バイアル 12時間で中心静脈に点滴静注
- ピーエヌツイン®-1号輸液1,000 mL＋エレメンミック®注キット 1キット 12時間で中心静脈に点滴静注
- イントラリポス®輸液（20%）100mL　0.1 g/kg/時 以下の速度で点滴静注
  ※総カロリー：1,120 kcal（ピーエヌツイン®）＋200 kcal（イントラリポス®）

【TPN維持期】下記を併用する
- ピーエヌツイン®-2号輸液1,100mL＋ネオラミン・マルチV®注 1バイアル 12時間で中心静脈に点滴静注
- ピーエヌツイン®-2号輸液1,100 mL＋エレメンミック®注キット 1キット 12時間で中心静脈に点滴静注
- イントラリポス®輸液（20%）100 mL　0.1 g/kg/時 以下の速度で点滴静注
  ※総カロリー：1,680 kcal（ピーエヌツイン®）＋200 kcal（イントラリポス®）

無効時の対応

潰瘍性大腸炎，クローン病ともに外科的治療の適応を考慮し，内科的治療を継続する余地があれば薬物療法の強化を行う．

副作用と合併症

- 中心静脈カテーテル（CVC）挿入に伴う合併症（気胸，血胸，動脈穿刺に伴う血腫）や，CVC留置期間中の合併症（カテーテル感染症，血栓形成）に注意が必要である．
- 末梢挿入型中心静脈カテーテル（PICC）は，穿刺，留置に伴う合併症の発生頻度が低く，安全性も高いとされている．しかしながら，肘の静脈から挿入するPICCは，静脈炎の発生頻度が比較的高いなどの問題がある．
- 長期のTPNは生体にとって非生理的であり，腸粘膜の萎縮や腸管免疫能の低下に起因する，バクテリアルトランスロケーションを惹起しやすい．そのほか，胆嚢収縮能の低下に伴う胆石形成や肝機能障害も起こりうる[6]．
- 長期間TPNを継続する場合には，セレン欠乏症に留意する．

合併症がある場合や他剤との併用注意

- もともと糖尿病（DM）を合併している患者や，ステロイド，カルシニューリン阻害薬使用中の患者では，TPN施行中の高血糖に注意する．
- 免疫抑制療法〔ステロイド，アザチオプリン，6-メルカプトプリン，シクロスポリン，タクロリムス，抗TNF-α抗体製剤（インフリキシマブ，アダリムマブ）〕施行中の患者では，易感染状態によるカテーテル感染症に留意する．

コツ

- 潰瘍性大腸炎の場合，全身状態や栄養状態が不良である重症，劇症例がTPNの適応となる．
- クローン病の場合，病勢が重篤で，高度の合併症を有する重症例がTPNの適応となる．
- 重症度，合併症の評価を十分に行い，本当にTPNの適応か否かを判断する．

落とし穴

- CVC挿入に伴う合併症（気胸，血胸，血腫）や，CVC留置期間中の合併症（カテーテル感染症，血栓）に注意が必要である．
- 長期間のTPNによる，セレン欠乏症，バクテリアルトランスロケーション，胆石症，肝機能障害に留意する．
- DM合併例や，ステロイド，カルシニューリン阻害薬使用中の患者では，TPN施行中の高血糖に注意する．

文献

1) 小林清典，他，日消誌，95：1212-21，1998
2) Jones VA：Dig Dis Sci，32：100S-107S，1987
3)「エビデンスとコンセンサスを統合した潰瘍性大腸炎の診療ガイドライン」（難治性炎症性腸管障害に関する調査研究班プロジェクト研究グループ），2006
4) 厚生労働科学研究費補助金　難治性疾患克服研究事業　難治性炎症性腸管障害に関する調査研究　平成23年度分担研究報告書，2011
5) 厚生労働科学研究費補助金　難治性疾患克服研究事業　難治性炎症性腸管障害に関する調査研究　平成25年度分担研究報告書，2014
6)「静脈経腸栄養ガイドライン第3版」（日本静脈経腸栄養学会/編），照林社，2013

第2章 治療薬の使い方 コツと落とし穴
§1 薬物治療

9 プロバイオティクス

馬場重樹，安藤 朗

✓チェックリスト …あてはまったら，この治療を検討

潰瘍性大腸炎

導入療法 エビデンス：あり（VSL#3®，ミルミル®）	☐ 軽症〜中等症　☐ 疑診例 ☐ 補助療法
維持療法 エビデンス：弱い（*Escherichia coli* Nissle 1917，Bifid triple viable capsule）	☐ 5-ASA製剤不耐例 ☐ 補助療法

回腸嚢炎

導入療法 エビデンス：弱い	☐ 標準治療無効例　☐ 補助療法
維持療法 エビデンス：あり（VSL#3®）	☐ 回腸嚢炎の発症予防　☐ 補助療法

クローン病

導入療法 エビデンス：なし	☐ 補助療法　☐ 疑診例
維持療法 エビデンス：なし	☐ 補助療法

文献1，2を参考に作成．病態と有効性に関するエビデンスについて：Randomized controlled trialを施行し，有意差があったもののみ製剤名を記載．エビデンスに関する各々の臨床試験の出典については文献1，2を参照いただきたい．

薬剤一覧

一般名	菌種	商品名	剤型
有胞子性乳酸菌	Bacillus coagulans	ラックメロン®	散剤
ビフィズス菌	Bifidobacterium longum Bifidobacterium infantis	ラックビー®	錠剤，微粒
	Bifidobacterium bifidum	ビオフェルミン®	錠剤
酪酸菌	Clostridium butyricum MIYAIRI	ミヤBM®	細粒，錠剤
カゼイ菌	Lactobacillus casei	ビオラクチス®	散剤
ラクトミン	Streptococcus faecalis	ビオラクト®	散剤
	Streptococcus faecalis Lactobacillus acidophilus	アタバニン®	散剤
耐性乳酸菌	Bifidobacterium longum	ラックビー®R	散剤
	Streptococcus faecalis	ビオフェルミンR®	散剤，錠剤
	Streptococcus faecalis BIO-4R	エンテロノン®-R	散剤
	Bifidobacterium infantis Lactobacillus acidophilus Streptococcus faecalis	ラクスパン® レベニン® 散 レベニン® カプセル	散剤，レベニン® のみカプセル
ラクトミン＋ 糖化菌	Streptococcus faecalis Bacillus subtilis	ビオフェルミン® 配合散	散剤
ビフィズス菌＋ ラクトミン	Bifidobacterium bifidum Streptococcus faecalis	ビオスミン® 配合散	散剤
ラクトミン＋ 酪酸菌＋ 糖化菌	Streptococcus faecalis T-110 Clostridium butyricum TO-A Bacillus mesentericus TO-A	ビオスリー®	散剤 錠剤
ラクトミン＋ ビフィズス菌	Streptococcus faecalis Lactobacillus acidophilus Bifidobacterium longum	レベニン®S 散	散剤
以下，参考として			
日本未発売	Bifidobacterium breve Bifidobacterium longum Bifidobacterium infantis Lactobacillus acidophilus Lactobacillus plantarum Lactobacillus paracasei Lactobacillus bulgaricus Streptococcus thermophilus	VSL#3®	散剤 カプセル
食品	Bifidobacterium bifidum Yakult Bifidobacterium breve Yakult Lactobacillus acidophilus YIT0168	ミルミル	発酵乳

治療薬の特徴

- プロバイオティクスとは宿主に有益な影響を与える生きた微生物，またはそれを含む食品のことである．
- プロバイオティクスのなかで，その有効性についてエビデンスを有するものも存在する（チェックリスト参照）．しかし，国内で保険適用のあるプロバイオティクスでIBDにおける十分なエビデンスを有する薬剤は存在しない．
- エビデンスレベルの最も高い治療成績を有するプロバイオティクスはVSL#3®であるが，国内で販売されていない．
- 国内で処方使用可能なプロバイオティクスのIBDの治療における位置づけはあくまでも補助的であることを留意する．

投薬にあたって必要な検査，スクリーニング

- 抗菌薬投与下では十分な効果が得られない製剤も存在するため，併用薬の事前チェックが必要である．
- 以下の2つの理由から全身状態不良である症例には使用を控えることが望ましい場合がある．
  ①頻度はかなり低いと考えられるが，プロバイオティクスの投与により菌血症をきたしたという報告が存在すること．
  ②あくまでも補助的な製剤であるため重症例や全身状態不良症例におけるプロバイオティクスの有効性は疑問が残ること．
- 代表的なプロバイオティクスである*Lactobacillus*や*Bifidobacterium*による感染症はきわめて稀で，菌血症や心内膜炎の起因菌のなかで占める割合は0.05％～0.4％と報告されている[3]．しかし，抗TNF-α抗体製剤使用例において*Lactobacillus*による菌血症をきたしたとの症例が報告されていることを念頭におく必要がある[4]．

処方例

- VSL#3®など臨床試験で有効性が示されている製剤の特徴は，複数の菌株であることと，投与量が通常投与量よりかなり多いという点が特徴である．このことから以下の2つが考えられる．
  ①保険制度上投与上限量は制限されるが基本的に上限量を使用する．
  ②エビデンスは存在しないが，複数菌種を組み合わせて投与することが望ましいと考える．

- 実験腸炎モデルでその有用性を示されているプロバイオティクスは多く存在する．近年，*Clostridium butyricum* のインターロイキン10産生性マクロファージ[※]誘導作用[5]や，*Bifidobacterium infantis* の制御性T細胞誘導作用[6]などの報告が着目されている（[※]抗炎症性サイトカイン）．
- 以下に投与例を示す
  ラックビー® 1回2g，ミヤBM® 1回1g，1日3回毎食後，もしくは
  ビオスミン®配合散 1回2g，ミヤBM® 1回1g，1日3回毎食後，など

無効な場合・再燃した場合

- プロバイオティクスの投与により劇的な効果が得られる症例はほとんど存在しない．
- 臨床的なエビデンスは存在しないが，実験腸炎モデルなどで得られた結果を念頭にエビデンスを有する薬剤（5-ASA製剤や免疫調節薬など）との併用薬として用いる．

副作用

- 禁忌や副作用を有する製剤は少ないが，投与前には添付文書の確認を必ず行う．
- 製剤によっては過敏症既往や牛乳に対してアレルギーのある患者が禁忌となる．
- 副作用に関してはアナフィラキシー様症状に注意を要する．

合併症がある場合や他剤との併用注意

- プロバイオティクスは生菌製剤であるため，抗菌薬との併用には一般的に注意を要する．
- 抗菌薬との併用時には一般的にミヤBM®などの芽胞形成菌やエンテロノン-R®などの抗菌薬耐性乳酸菌製剤を選択する．

コツ

- プロバイオティクスは処方に際して，保険適用範囲内で上限量を使用し，複数のプロバイオティクスを併用することが可能である．

落とし穴

- 国内保険承認薬のなかでIBDの病態に有効であることが証明されている薬剤は存在しない．あくまでも補助的であることをよく説明したうえで使用する．
- 補助的薬剤であるため，重症例や全身状態不良症例など免疫不全が疑われる症例などには控えるべきと考える．

文献

1) Jonkers D, et al：Drugs, 72：803-823, 2012
2) Esters P & Dignass A：Curr Drug Targets, 15：1079-1088, 2014
3) Saxelin M, et al：Clin Infect Dis, 22：564-566, 1996
4) Vahabnezhad E, et al：J Clin Gastroenterol, 47：437-439, 2013
5) Hayashi A, et al：Cell Host Microbe, 13：711-722, 2013
6) Konieczna P, et al：Gut, 61：354-366, 2012

第2章 治療薬の使い方 コツと落とし穴
§1 薬物治療

10 漢方薬

川井翔一朗

☑ チェックリスト …あてはまったら，この治療を検討

潰瘍性大腸炎

導入療法
エビデンス：一部あり（弱い）
・センシンレン（HPML-004）[1)〜3)]
・錫類散[1) 2) 4)]
・クルクミン[5)]

- ☐ 軽症〜中等症
- ☐ 既存治療抵抗症例
- ☐ 既存治療不耐症例

維持療法
エビデンス：一部あり（弱い）
・オオバコ種子[1) 6)]
・クルクミン[1) 7)]

- ☐ 既存治療抵抗症例
- ☐ 既存治療不耐症例

クローン病

導入療法
エビデンス：一部あり（弱い）
・ニガヨモギ[1) 8)]

- ☐ 既存治療抵抗症例
- ☐ 既存治療不耐症例

維持療法
エビデンス：一部あり（弱い）
・大建中湯[9)]

- ☐ 術後，もしくは中等症
- ☐ 既存治療抵抗症例
- ☐ 既存治療不耐症例

薬剤一覧

一般名	商品名	剤形
日局コウイ，カンキョウ，サンショウ，ニンジン	大建中湯	顆粒剤（2.5 g/包）

治療の特徴

- 漢方医学とは中国の医学をもとにしたわが国に伝統的な医学で，漢方医学の理論から複数の生薬を配合した薬剤が漢方薬である[10]．
- 近年，欧米においても既存の西洋医学とは異なる治療方法として，CAMが注目されている[1)11)]．
- CAMはハーブ，サプリメント，心身リラクゼーション法等による治療で，いわゆる本邦の漢方薬による治療はCAMのハーブによる治療に含まれると考えられる．
- CAMの使用頻度が最も高い集団の1つがIBD患者とされる．特に，若年，女性，高学歴，既存の薬剤での副作用の経験，腸管外合併症の存在，自覚ストレスの存在，ステロイドの長期または多量の使用歴，これらの因子のある患者においてCAMの使用経験が多いとされる[1)]．
- ハーブの中でIBDへの効果が報告されている薬剤は，ランダム化比較試験として報告されているものだけでも数多く存在するが，複数のランダム化比較試験が英語文献として報告されている薬剤，および漢方薬のなかで注目される薬剤を冒頭のチェックリストに示す．
- わが国ではIBDにおける多くの漢方薬の効果が報告されているが，後ろ向き検討や小規模な症例集積報告，国内での報告のみの薬剤が多く，不十分なエビデンスしか得られていない[1)12)]．
- ハーブは全般に他のIBD治療薬と比較して，治療効果や安全性に関するエビデンスに乏しく，本邦においてIBDが保険適用となっているハーブや漢方薬は存在しない[1)10)11)]．

各薬剤の解説

● センシンレン（Andrographis paniculata，HMPL-004）

- カスミソウの類縁植物に由来する薬剤．軽症〜中等症の活動性の潰瘍性大腸炎患者において，メサラジンと同等の寛解導入効果，治療反応性が報告された[1)〜3)]．

● 錫類散（Xilei-san suppository）

- 藍由来の青黛を含む複数の漢方の配合薬．活動性の直腸炎型潰瘍性大腸炎に対し，疾患活動性の改善を認めたと報告される．なお，青黛に関しても活動性の潰

瘍性大腸炎に対する効果が症例集積の形で報告されている[1)2)4)].

- ● クルクミン (Curcumin)
  - ◆ ウコンの色素であるクルクミンに由来する薬剤．潰瘍性大腸炎患者において，メサラジンに追加使用することで，寛解維持効果が示されている．また限定的な報告ではあるが，中等症までの症例において注腸製剤による寛解導入効果も報告されている[1)5)7)]．
- ● オオバコ種子 (Plantago ovata seeds)
  - ◆ オオバコ種子に由来する薬剤．潰瘍性患者の寛解維持効果において，メサラジンと同様であったと報告されている[1)6)]．
- ● ニガヨモギ (Wormwood)
  - ◆ ヨモギに由来する薬剤．活動性のクローン病患者において，通常治療に追加使用することで，通常治療のみの群と比較して疾患活動性が低下したと報告されている[1)8)]．
- ● 大建中湯
  - ◆ 腹痛や腹部膨満などの幅広い症状に用いられており，それらの症状に対して保険診療においても使用可能な漢方薬である．外科手術後の合併症予防に関して多くの報告が認められるが，IBDに関しても比較的多数例の後ろ向きの観察研究において，術後のクローン病患者の再手術率を抑制する可能性が報告されている[9)]．

処方例

- ● 大建中湯
  - ◆ 1回5g（成人），1日2～3回　食前または食間に内服
  - その他の薬剤について
  - ◆ 大建中湯以外の薬剤はわが国では処方困難であり，今後の検討が期待される．

副作用

- ● 大建中湯
  - ◆ 肝機能障害のある患者には慎重投与．ほかに間質性肺炎や過敏症の報告がある．
- ● その他の薬剤
  - ◆ 食品扱いとして登録されている薬剤も多く，容量や用法，安全性に関しての十分なコンセンサスはない．今後，効果と併せて安全性についての検討も必要となると考えられる．

コツ
- 既存治療の抵抗例においては今後，検討対象となりうる治療法である．

落とし穴
- 有効性，安全性ともにエビデンスが乏しい．
- 不十分な説明のうえでの安易な導入は厳禁である．

文献
1) Ng SC, et al：Aliment Pharmacol Ther, 38：854-863, 2013
2) Sałaga M, et al：Curr Treat Options Oncol, 15：405-420, 2014
3) Sandborn WJ, et al：Am J Gastroenterol, 108：90-98, 2013
4) Fukunaga K, et al：J Gastroenterol Hepatol, 27：1808-1815, 2012
5) SinglaV, et al：J Crohns Colitis, 8：208-214, 2014
6) Fernández-Bañares F, et al：Am J Gastroenterol. 94：427-433, 1999
7) Hanai H, et al：Clin Gastroenterol Hepatol, 4：1502-1506, 2006
8) Omer B, et al：Phytomedicine, 14：87-95, 2007
9) Kanazawa A, et al：Surg Today, 44：1506-1512, 2014
10) Watanabe K, et al：Evidence-Based Complementary and Alternative Medicine, Article ID 513842, 19 pages, 2011
11) Langhorst J, et al：J Crohns Colitis, 9：86-106, 2015
12) 河野透：医学と薬学,71:823-829, 2014

11 抗菌薬

渡辺 修, 中村正直, 後藤秀実

✓ チェックリスト …あてはまったら，この治療を検討

潰瘍性大腸炎

導入療法 エビデンス：あり[1〜7) 17)]	☐ 中等症〜重症例 ☐ 回腸嚢炎 ☐ 感染症を合併する，もしくは疑われる症例
維持療法 エビデンス：なし	エビデンス・保険適用なし

クローン病

導入療法 エビデンス：あり[2) 5) 8)〜12) 16) 18)]	☐ 初発例 ☐ 軽症〜中等症例 ☐ 大腸病変を有する症例 ☐ 痔瘻 ☐ 膿瘍
維持療法 エビデンス：あり[2) 5) 11) 13) 14) 18)]	☐ 術後症例

薬剤一覧

一般名	商品名	剤型
シプロフロキサシン	シプロキサン®	錠（100 mg, 200 mg）
クラリスロマイシン	クラリス®	錠（200 mg）
	クラリシッド®	錠（50 mg, 200 mg）
メトロニダゾール	フラジール®	錠（250 mg）
アモキシシリン	サワシリン®	錠，カプセル（250 mg）
	アモリン®	カプセル（250 mg）
	パセトシン®	錠，カプセル（125 mg, 250 mg）
テトラサイクリン	アクロマイシン®V	カプセル（50 mg, 250 mg）
レボフロキサシン	クラビット®	錠（250 mg, 500 mg）
refaximin※	—	—
ornidazole※	—	—

※国内未承認薬

治療薬の特徴

- 炎症性腸疾患では腸内細菌叢の構成の異常が認められており，dysbiosisといわれている．このdysbiosisが炎症性腸疾患の発症や再燃に関与していると考えられていて，抗菌薬による治療がdysbiosisを是正し，治療効果が上がることが期待されている．

▶ 潰瘍性大腸炎

- 導入療法としてのランダム化比較試験ではシプロフロキサシンとメトロニダゾールについて多くの研究がなされていた[1]．
- 2011年のメタアナリシスでは，中等症〜重症の活動性潰瘍性大腸炎患者に対して抗菌薬を用いて治療した方がプラセボに比べて治療効果が認められた[2]．
- 有意な治療効果を認めた治療法は，シプロフロキサシン単独による治療とアモキシシリン・テトラサイクリン・メトロニダゾールの多剤併用（ATM療法）による治療であった[3]．
- フソバクテリウムに対するATM療法の有効性が報告されているが，標準的な治療として考慮するためにはより質の高いエビデンスが必要である[4]．
- 維持療法に関する研究は少なく，抗菌薬を用いた有効な治療法はなかった[5]．
- 潰瘍性大腸炎術後の回腸囊炎に対してはメトロニダゾールとシプロフロキサシンが有効であった[6]．
- 回腸囊炎の難治例に対してはrefaximinとシプロフロキサシンの併用が有効であった[7]．

▶ クローン病

- 導入療法として，軽症〜中等症の活動期症例に対してステロイドの代わりにメトロニダゾールまたはシプロフロキサシンを試みる場合がある[8) 9)]．
- メトロニダゾールは活動性のクローン病で，大腸に病変がある症例に有効であった[9) 10) 11)]．
- 2011年のメタアナリシスでは，refaximin単剤，クラリスロマイシン単剤，シプロフロキサシン単剤，クラリスロマイシンに他の抗菌薬を併用したレジメンで導入効果があった[2)]．
- 維持療法として，クラリスロマイシンに他の抗菌薬を併用することで維持効果が認められた[2)]．
- 肛門病変がある症例ではシプロフロキサシンまたはメトロニダゾールを使用することで排膿の減少などの効果がみられた[8) 12)]．
- 術後の維持療法にはメトロニダゾール，ornidazole投与が有効であったが，副作用のため投与ができない症例があった[13) 14)]．またメトロニダゾールからアザチオプリンに変更する治療も有効であった[15)]．
- 腹腔内膿瘍に対する治療に際して，膿瘍が小さな場合にはドレナージなど外科的処置を行わずに抗菌薬のみの治療で改善することがあった[16)]．

投薬にあたって必要な検査，スクリーニング

- 問診にて抗菌薬に対するアレルギーの有無を確認する．
- 投与前の検査として，腎機能・肝機能をチェックしておく．レボフロキサシンは腎機能によって投与量の調節が必要なので注意を要する．

処方例

▶ 潰瘍性大腸炎

- ● 活動期：ATM療法；下記の３種類を用いる
    - アモキシシリン　1回1,500mg
    - テトラサイクリン　1回500mg
    - メトロニダゾール　1回250mg
    それぞれ、1日3回 朝昼夕 2週間投与[3)]
- ● 回腸嚢炎：下記のいずれか，または両方を用いる[17)]
    - フラジール®　1回250mg　1日2回 朝夕 2週間投与（状況により長期投与）
    - シプロキサン®　1回200〜300mg　1日2回 朝夕 2週間投与（状況により長期投与）

▶ **クローン病**
- ●軽症～中等症：下記のいずれかを用いる[18]
  - ◆ フラジール® 1回250mg 1日3回 朝昼夕
  - ◆ シプロキサン® 200～400mg 1日2回 朝夕
- ●痔瘻：下記のいずれかを用いる[18]
  - ◆ フラジール® 250mg 1日3回 朝昼夕
  - ◆ シプロキサン® 200～300mg 1日2回 朝夕

副作用

▶ **薬剤特有の副作用**
- ◆ メトロニダゾールの副作用として末梢神経障害，味覚異常，中枢神経障害（めまい，ふらつき）などがある．特に10日を超えて投与する場合や1,500 mg/日以上の高用量投与時には起こりやすい．
- ◆ アモキシシリンによる急性出血性大腸炎は比較的頻度の高い副作用である．
- ◆ クラリスロマイシンにはQT延長や心室頻拍の副作用がある．

合併症がある場合や他剤との併用注意

▶ **合併症がある場合の禁忌**
- ◆ アモキシシリン：伝染性単核症．
- ◆ メトロニダゾール：脳，脊髄に器質的疾患がある患者（脳腫瘍の患者を除く），妊娠3カ月以内の女性．

▶ **他剤との併用禁忌**
- ◆ クラリスロマイシンの併用禁忌薬：ピモジド（オーラップ®），エルゴタミン含有製剤（クリアミン®，ジヒデルゴット®），タダラフィル（アドシルカ®）．
- ◆ シプロフロキサシンの併用禁忌薬：ケトプロフェン（カピステン®），チザニジン（テルネリン®）．
- ◆ メトロニダゾール：アルコールの代謝過程のアルデヒド脱水素酵素を阻害するため，投与期間中は飲酒を避ける．

▶ **併用注意**
- ●タクロリムスとクラリスロマイシンとの併用について
  - ◆ タクロリムスの血中濃度が上昇し，腎障害などの副作用が発現することがあるので注意が必要である．

●プロバイオティクスと各種抗菌薬使用について

◆ プロバイオティクス使用例ではその効果が薄れないように抗菌薬の選択に注意する．

コツ
- 投与前に抗菌薬についてのアレルギー歴（蕁麻疹・痒みなどがでたことがあるなど）を具体的に問診する
- 投与する薬剤や症例によっては下痢の予防の観点から多剤耐性腸球菌製剤を併用する

落とし穴
- 抗菌薬の使用によって菌交代のため偽膜性腸炎を起こす可能性があるので注意が必要である

文献
1) Rahimi R, et al：Dig Dis Sci, 52：2920-2925, 2007
2) Khan KJ, et al：Am J Gastroenterol, 106：661-673, 2011
3) Kato K, et al：Aliment Pharmacol Ther, 39：949-956, 2014
4) Frankle RT：Am J Clin Nutr, 29：105-109, 1976
5) Sokol H：Dig Dis, 32 Suppl 1：10-17, 2014
6) Chowdhry S & Katz JA：Curr Infect Dis Rep, 16：442, 2014
7) Gionchetti P, et al：Aliment Pharmacol Ther, 13：713-718, 1999
8) Su JW, et al：J Dig Dis, 16：58-66, 2015
9) 厚生労働科学研究費補助金 難治性疾患克服研究事業 難治性炎症性腸管障害に関する調査研究 平成23年度分担研究報告書別冊, 2011
10) Wang SL, et al：Exp Ther Med, 4：1051-1056, 2012
11) Dejaco C, et al：Aliment Pharmacol Ther, 18：1113-1120, 2003
12) Tozer PJ, et al：Aliment Pharmacol Ther, 33：5-22, 2011
13) Doherty GA, et al：Aliment Pharmacol Ther, 31：802-809, 2010
14) Van Loo ES, et al：J Dig Dis, 6：637-646, 2012
15) D'Haens GR, et al：Gastroenterology, 135：1123-1129, 2008
16) Bermejo F, et al：Inflamm Bowel Dis, 18：1509-1514, 2012
17) 回腸嚢炎の治療指針．厚生労働科学研究費補助金 難治性疾患克服研究事業 難治性炎症性腸肝障害に関する調査研究 平成25年度分担研究報告書, 2014
18) クローン病治療指針．厚生労働科学研究費補助金 難治性疾患克服研究事業 難治性炎症性腸肝障害に関する調査研究 平成25年度分担研究報告書, 2014

第2章 治療薬の使い方　コツと落とし穴

§2　その他の治療

1 血球成分除去療法

中川倫夫

☑チェックリスト …あてはまったら，この治療を検討

潰瘍性大腸炎

導入療法 エビデンス：あり[1]～[4] [9]	☐ 5-ASA 製剤不耐・無効例 ☐ ステロイド依存または抵抗例 ☐ 劇症例ではない ☐ 免疫抑制治療に副作用・不安がある 　（もしくは懸念される） ☐ 静脈確保と頻回の施行が可能
維持療法 エビデンス：あり[5] （保険適用外）	☐ 血球成分除去療法による寛解導入効果が得られた症例 ☐ 定期的な血球除去療法の施行が可能

クローン病

導入療法 エビデンス：あり[6]～[8]	☐ 薬物治療にて効果不十分・不耐例 ☐ 大腸病変に起因する症状が残存 ☐ 免疫抑制治療に副作用・不安がある 　（もしくは懸念される） ☐ 静脈確保と頻回の施行が可能
維持療法 エビデンス：なし （保険適用外）	エビデンス・保険適用なし

医療機器一覧

治療法	使用するカラムの商品名	吸着剤
白血球除去療法（LCAP）	セルソーバEX®	ポリエチレンテレフタレート（不織布）
顆粒球・単球除去療法（GMA）	アダカラム®	酢酸セルロース（ビーズ）

> **memo** 遠心式リンパ球除去療法（CLA）も潰瘍性大腸炎治療において保険適用となっているが，今日では上記2種が主流となっている．

治療法の特徴

- 薬剤による治療と比較して副作用発現が著明に低頻度である．
- 薬剤による直接的な免疫抑制作用ではなく，活性化された末梢血中の炎症細胞を除去する医療器具である．
- 感染症合併症例においても，上記の作用機序のため，比較的安全に施行可能である．
- GMAは30 mL/分の速度で脱血し，顆粒球・単球を選択的に除去する．
- LCAPは30〜60 mL/分の速度で脱血するためカラムの目詰まりを起こしやすい．
- LCAPは顆粒球・単球以外にリンパ球や血小板も除去する．
- 内科的一次治療から二次治療，または内科的治療から外科的治療の橋渡し治療として有用である．
- 薬剤併用でも治療効果が期待できる．
- 入院・外来での施行が可能であるが，施行のために頻回の通院を要する（クローン病は週1回）．
- 施行費用は高額である．
- 両肘窩に穿刺針を留置するため，血管確保が困難な症例や穿刺に対する抵抗がある症例は施行が困難である．
- GMAは潰瘍性大腸炎，クローン病（大腸病変）ともに寛解導入療法が保険適用となっている．
- LCAPは潰瘍性大腸炎の寛解導入療法のみが保険適用となっている．

▶ 潰瘍性大腸炎

- LCAP，GMAともに寛解導入療法のみが保険適用となっているが，定期的な施行による寛解維持効果の報告もある[5]．
- 劇症例や内視鏡的重症例では寛解導入効果は得られにくい[4]．
- 難治例におけるステロイド依存例・抵抗例に推奨される[1]．
- 週2回の頻度で施行するintensive therapyの方が週1回より安全性・有効性と

もに有意に高かった[2]．

▶ クローン病
- GMAはクローン病の大腸病変を有するものの寛解導入療法のみ保険適用となっており，寛解維持療法では明らかなエビデンスは確立していない．
- 抗TNF-α抗体製剤効果減弱症例に対しても有効である可能性が示唆されている．

施行にあたって必要な検査，スクリーニング

▶ 血液検査
- **血算**：貧血や脱水の有無などを確認．
- **血液凝固**：出血傾向などを確認．
- **感染症**：サイトメガロウイルス（CMV）感染の有無などを確認．

▶ 下部消化管内視鏡検査
- 深い潰瘍の有無などを確認．

施行例

▶ 潰瘍性大腸炎
●寛解導入療法
- LCAP，GMAともに，週に2回施行し，合計10回施行（5週間）[2]．
●寛解維持療法
- 【保険適用外】4週間に1回施行（GMAでのみ報告あり[5]）．

▶ クローン病
●寛解導入療法
- 【GMAのみ保険適用】週に1回施行し，合計10回施行（10週間）．

無効な場合

▶ 潰瘍性大腸炎
- 無効な場合は以下の治療を検討する．
- ステロイド内服または点滴静注（本治療法開始時にすでに施行している場合は除く）
- タクロリムス内服，シクロスポリン持続静注療法
- 抗TNF-α抗体製剤〔インフリキシマブ（点滴静注）またはアダリムマブ（皮下注射）〕
- 外科手術

▶ クローン病

- ステロイド内服または点滴静注（本治療法開始時にすでに施行している場合は除く）
- 抗TNF-α抗体製剤〔インフリキシマブ（点滴静注）またはアダリムマブ（皮下注射）〕
- 外科手術

副作用

▶ 血球除去療法自体の副作用

- 副作用はLCAP使用成績調査（2010年5月〜2013年3月）にて潰瘍性大腸炎847例中87例（発現率10.3%），GMA治験認可時にて潰瘍性大腸炎59例中5例（発現率8.5%），クローン病21例中6例（発現率28.6%）にみられた[10]．
- LCAP，GMAともに副作用は体外循環に出現しやすいとされる発熱，頭痛，立ちくらみ，めまい，悪心が主である．
- LCAP使用成績調査にて重篤な副作用報告として深部静脈血栓が2件，感染性心内膜炎，カンジダ血症，血圧低下がそれぞれ1件報告されている．
- 臨床検査値異常はLCAP使用成績調査にて潰瘍性大腸炎847例中13例（発現率1.5%），GMA治験認可時にて潰瘍性大腸炎59例中27例（発現率45.8%），クローン病21例中10例（発現率47.6%）にみられた．
- LCAP，GMAともに臨床検査値異常は体外循環に出現しやすい白血球・血小板数・赤血球の減少，および免疫グロブリンや補体などの数値変動であった．

▶ 併用する抗凝固薬による副作用

- ナファモスタットメシル酸塩，ヘパリンナトリウムによるアレルギー様症状（鼻閉，顔面紅潮，悪心，頭痛）．
- ナファモスタットメシル酸塩ではアナフィラキシーショック（1件）の報告がある．

コツ

- 脱水が高度のときはGMAを選択する[11]．
- 血小板が高値のときはLCAPを選択する[11]．
- 潰瘍性大腸炎の治療効果判定は3〜5回施行後を目安にする．
- クローン病における寛解導入療法施行時は他の治療にて不耐または十分な治療効果が得られない際に併用療法として選択する．
- CMV感染合併の潰瘍性大腸炎症例にも有効である[12]．

落とし穴

- 内視鏡所見にて重篤な炎症粘膜所見が存在する際は効果不十分となる可能性が高い[9].
- 脱水にて血管確保が困難な症例では十分な血液処理量に到達しない.
- 寛解導入療法として5回施行終了後,臨床的に増悪傾向な症例に対する継続治療は有用といえない.
- 寛解維持療法としては潰瘍性大腸炎・クローン病ともに保険適用外である.
- 副作用発現はきわめて低いものの,抗凝固薬による副作用発現に注意が必要である.

文献

1) 下山 孝, 他:日本アフェレーシス学会雑誌, 18:117-131, 1999
2) Sakuraba A, et al:Am J Gastroenterol, 104:2990-2995, 2009
3) Yoshino T, et al:Dig Liver Dis, 46:219-226, 2014
4) De Cassan C, et al:World J Gastroenterol, 20:17155-17162, 2014
5) Fukunaga K, et al:Gut Liver, 6:427-433, 2012
6) Rembacken BJ, et al:Ther Apher, 2:93-96, 1998
7) Kosaka T, et al:Intern Med, 38:102-111, 1999
8) Fukuda Y, et al:J Gastroenterol, 39:1158-1164, 2004
9) Yamamoto T. et al. J Gastroenterol, 46:1003-1009, 2011
10) Yokoyama Y, et al:JCC, 8:981-991, 2014
11) 福永 健, 他:日本アフェレーシス学会雑誌, 28:31-37, 2009
12) Fukuchi T, et al:JCC, 7:803-811, 2013

2 外科手術

内野 基, 池内浩基

✓ チェックリスト …あてはまったら，この治療を検討

潰瘍性大腸炎

緊急／準緊急手術	☐ 穿孔 ☐ 大量出血 ☐ 中毒性巨大結腸症 ☐ 内科的治療抵抗例 ☐ 高齢者の重症，劇症例
待機手術	☐ 劇症 ☐ 癌/dysplasia ☐ 長期ステロイド依存の軽症，中等症例 ☐ 内科的治療抵抗例 ☐ 治療抵抗の腸管外合併症 ☐ 重篤な薬剤副作用

注）1つでもあてはまる場合は考慮する

クローン病

緊急／準緊急手術	☐ 穿孔 ☐ 大量出血 ☐ 内科的治療で改善しない腸閉塞，膿瘍（肛門病変含む）
待機手術	内科的治療抵抗性の ☐ 狭窄 ☐ 瘻孔 ☐ 膿瘍 ☐ 肛門病変 ☐ 癌

注）1つでもあてはまる場合は考慮する

標準術式

▶ 潰瘍性大腸炎

- 大腸全摘，回腸嚢肛門（管）吻合による肛門温存手術が標準手術である（図1）．
- 肛門機能低下例，高齢者では大腸全摘，永久的回腸人工肛門造設術や回腸直腸吻合術が選択される場合がある．
- 結腸全摘，回腸直腸吻合には残存直腸の再燃，癌化のリスクがある．

▶ クローン病

- 病変部位，範囲により切除範囲が異なるため，定型手術はない．
- 原則的に切除腸管を最小限とし，狭窄形成術を併用して腸管温存に努める．
- 肛門病変では機能温存のためにシートン手術が選択される場合が多い．

手術のタイミング

- **緊急手術**：大量出血，穿孔，中毒性巨大結腸症で可及的すみやかな手術を要するものである．

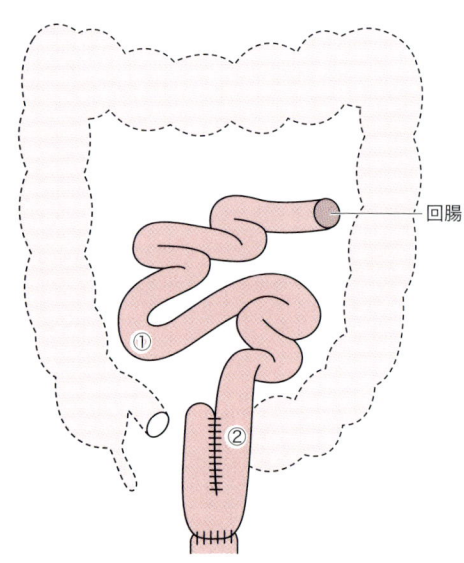

図1 潰瘍性大腸炎に対する大腸全摘,回腸嚢肛門吻合術
1期的手術:①に人工肛門造設せず,大腸の切除と②の吻合を一度に行う.
2期分割手術:初回に大腸の切除と②の吻合を行ったうえで,①に人工肛門造設を行い,後日人工肛門を閉鎖する.
3期分割手術:初回は結腸全摘と①に人工肛門造設を行い,2回めの手術で直腸の切除と②の吻合を行う.その後3回目の手術で人工肛門を閉鎖する.

- **準緊急手術**:緊急手術ほどではないが,おおよそ12時間以内に手術を要するものである

▶ 潰瘍性大腸炎

- 重症例では遅くとも2週間以内に内科的治療効果判定が必要である.
- 全身状態が急速に悪化する場合にはさらに短期的な判断が必要である.
- 高齢者では最も短期間(2〜7日)での判断が望ましい.

▶ クローン病

- 可能であれば炎症沈静化後の手術が望しい.
- 膿瘍では可能な限りドレナージを先行させる.
- 出血は保存的療法を第一選択とする.
- 肛門病変に対する抗TNF-α抗体製剤導入の前には狭窄の拡張,膿瘍のドレナージが必須である.

分割手術

▶ 潰瘍性大腸炎

- ステロイド投与量が少なく(明確な基準となるエビデンスはない),全身状態が良好な場合には人工肛門を造設しない1期的手術が選択される場合がある(図1).

表1　炎症性腸疾患手術：術後感染合併症のリスクを高める因子[2]

- 絶食
- 低栄養
- 術前長期入院
- 貧血
- 他の全身疾患合併（心疾患，糖尿病など）
- ステロイド使用
- 膿瘍，瘻孔症例
- 重症以上
- 穿孔での手術
- 緊急/準緊急手術
- 免疫調節薬，抗TNF-α抗体製剤の使用※
- 術前感染合併症あり

※術後感染のリスクとする報告もある

- 低栄養，貧血，ステロイド使用など創傷治癒遅延の要素を多く有する患者では，人工肛門を造設する2期分割手術を選択する場合が多い．
- 穿孔，中毒性巨大結腸症では全身状態が不良であり，救命を目的に初回手術は結腸全摘のみにとどめる3期分割手術を選択する．

▶ クローン病

- 複雑な瘻孔病変，膿瘍病変を有する場合や，低栄養，貧血が高度な場合には初回手術で腸管吻合を避け，人工肛門造設を要する場合がある．

術後感染合併症の種類

術後感染症のリスクファクターを表1にまとめた．

▶ 手術部位感染（SSI）[1]

- 切開創感染（incisional SSI）：いわゆる創感染．
- 体腔/臓器感染（organ/space SSI）：縫合不全，腹腔，骨盤内膿瘍などに分類される．

▶ 術野外感染（RI）

- 肺炎，腸炎，尿路感染，カテーテル感染など．

術前治療薬を中止するタイミング[3)〜6)]

▶ 抗菌薬

- 明確な中止基準はない．しかしIBD周術期では耐性菌が増加する可能性があり，

不要な長期投与は避ける方が望ましい．

▶ 副腎皮質ステロイド
- 術後感染合併症の有意なリスクといわれており減量・中止が理想であるが，明確な用量の基準はない[5]．また，無理な減量は増悪を招く可能性があるため注意する[3) 5)]．

▶ 免疫調節薬，カルシニューリン阻害薬
- 術後感染合併症のリスクではなく術直前までの使用は影響ないと考えられている[4) 5)]．
- 術前の肺炎リスクとする報告がある．
- われわれの施設では，手術2～3日前より中止している場合が多い．緊急・準緊急手術の場合には手術決定後の中止としている．

▶ 抗TNF-α抗体製剤
- 現段階では術後感染合併症のリスクではないとする報告が優位である[5) 6)]．
- 一方で，骨盤内感染症の増加をきたすという報告もあり未解決問題である．
- われわれの施設のクローン病手術では術後維持投与を考慮してインフリキシマブ投与4週後の手術とすることがある．

術後のQOL

▶ 潰瘍性大腸炎[7]
- 全大腸の喪失により主に水分吸収能，便貯留能が障害される．
- 肛門管粘膜の切除により，便屁識別能・便意が低下する．
- 回腸嚢肛門吻合術後1年の排便回数は平均5～8回/日，約40％に就寝中の便漏れがみられる[7]．
- 回腸嚢肛門管吻合では就寝中の便漏れがやや少ない傾向にあるが，残存粘膜での再燃が起こりうる（頻度不明）．
- 不完全排便がみられる場合がある．
- 直腸操作により排尿，性機能障害が出現しうる．
- 潰瘍性大腸炎関連病変が大腸全摘後にも出現することがある（回腸嚢炎，胃十二指腸病変，皮膚・関節・眼・肝病変など）．
- 回腸嚢炎・痔瘻・肛門括約筋機能低下などで人工肛門再造設を必要とするpouch failure（回腸嚢不全）症例が10年で3％，20年で11％存在する．
- 手術後の病理組織学的検討によりクローン病への診断変更となる症例がある．

▶ クローン病

- 回盲部切除後Bauhin弁喪失により排便回数の増加，吸収能低下がみられる．
- 残存小腸が約200 cm以下となれば短腸症候群となるリスクが増大する[8]．
- 長期化するクローン病変，特に瘻孔病変，肛門病変では癌化例が増加しつつある（わが国では直腸肛門部癌が多い）．
- 人工肛門造設により軽快した肛門病変でも大部分が人工肛門閉鎖により再燃する．人工肛門閉鎖後の有効な内科的治療なくしては，現実的には閉鎖不可能と考えるべきである．
- 肛門病変ではシートン手術＋抗TNF-α抗体製剤の効果が期待できるが，狭窄を伴う病変では長期維持が期待できない[9]．

コツ

- 重症，劇症では初期から外科と連携しておく．
- 常にクローン病に合併する直腸肛門部癌に留意する．
- 抗TNF-α抗体製剤投与前に膿瘍ドレナージを行う必要がある．
- いずれの疾患，病変でも長期罹患では癌化の可能性を考慮すべきである．

落とし穴

- 合併症を危惧した術前ステロイドの無理な減量は不要である．病勢の増悪を招き，逆に合併症増加につながる場合がある．
- 高齢者の術前からの肺炎合併は周術期死亡に大きく影響するため多剤免疫抑制治療では注意が必要である．
- 高齢者の緊急・準緊急手術の死亡率は高く，早期の判断が必要である．

文献

1) Horan TC, et al：Infect Control Hosp Epidemiol, 13：606-608, 1992
2) Uchino M, et al：World J Surg, 33：1042-1048, 2009
3) Markel TA, et al：Surgery, 144：540-5; discussion 545-7, 2008
4) Nelson R, et al：Inflamm Bowel Dis,20:14-20,2014
5) Uchino M, et al：Dis Colon Rectum, 53：143-149, 2010
6) Uchino M, et al：Dis Colon Rectum, 56：1156-1165, 2013
7) Ikeuchi H, et al：Int J Colorectal Dis, 25：959-965, 2010
8) Uchino M, et al：Surg Today, 42：447-452, 2012
9) Uchino M, et al：World J Gastroenterol, 17：1174-1179, 2011

3 現在開発中の新規治療

§2 その他の治療

藤井俊光, 渡辺 守

はじめに

　抗TNF-α抗体製剤は炎症性腸疾患診療において革命的な役割を果たした．高い有効率による恩恵のみならず，それによる治療目標の高度化あるいはそのための疾患活動性モニタリングに対する戦略の変化，新規モダリティの開発を後押しし，ひいては疾患の自然史までも変貌させようとしている．

　しかし，その抗TNF-α抗体製剤をもってしても無効例・効果減弱例の存在や副作用といった問題を抱えており未解決の事象が山積している．このような背景のなか，現在次世代の生物学的製剤や低分子化合物等の分子標的薬をはじめとした新規治療が炎症性腸疾患（IBD）をターゲットに続々と開発されている．第Ⅰ相，第Ⅱ相試験中の薬剤も含めると非常に多数の薬剤が開発段階にあり，その多くが炎症性サイトカインをターゲットにしたものかリンパ球の動態制御を目的としたものである．

抗TNF-α抗体

　抗TNF-α抗体製剤は炎症性サイトカインであるTNF-αをターゲットとした分子標的薬である．クローン病での成功の後多くの免疫疾患に適応拡大している．また，さまざまな分子を標的とした生物学的製剤が次々に開発されるきっかけとなった．ゴリムマブはインフリキシマブ，アダリムマブに次ぐ抗TNF-α抗体製剤で，完全ヒト型抗体の皮下注射製剤であるが，すでに関節リウマチ等で有効性が示されている．潰瘍性大腸炎に対して約50％の有効性と約18％の寛解導入効果が証明され，また寛解維持にも有効であることが確認されている[1)2)]．海外では潰瘍性大腸炎でも2013年に認可されており，わが国では第Ⅲ相試験の段階である．

抗IL-12/23 p40抗体

　こちらもサイトカインを標的とした抗体製剤である．briakinumabおよびウステキヌマブはJAK/STATシグナルを介するサイトカイン受容体であるIL-12，IL-23の共通のサブユニットであるp40に対する抗体製剤である．CD4陽性ナイーブ

T細胞のTh1への分化にIL-12が，Th17への分化にIL-23が関与しているとされ，双方を阻害することで炎症を抑制する．ウステキヌマブは抗TNF-α抗体製剤不応のクローン病を対象とした第II相試験において6週の有効率39.7％，維持効果においても22週の寛解41.7％，有効69.4％と有意な結果[3]であり，現在わが国も含めた第III相試験が行われている．

抗IL-23/p19抗体

MEDI2070はIL-23を阻害し，海外でのクローン病に対する第II相試験で有効性が示された．

JAK阻害薬

トファシチニブはシグナル伝達分子をターゲットとした経口JAK阻害薬である．低分子化合物であり抗体製剤ではないため製造コストを抑制可能である．IL-2受容体ファミリーのサイトカインと前述のIL-12やIL-23を含むIL-6ファミリーのサイトカインを阻害し，関節リウマチでは承認されている．潰瘍性大腸炎では8週で約80％の改善率と40〜50％の寛解導入効果[4]という高い有効性を示したことを受け，現在日本も含めて第III相試験が行われている．クローン病の第II相試験では不十分な結果だった[5]．

抗IL-6/IL-6受容体抗体

トシリズマブはIL-6受容体抗体で関節リウマチやキャッスルマン病で承認されており，クローン病に対し第II相試験が行われ70％の有効率を示し期待されていたが，その後臨床試験が中断されている．現在皮下注射型の抗IL-6抗体PF-04236921が，抗TNF-α抗体製剤不応のクローン病を対象に第II相試験として寛解導入試験ANDANTE，寛解維持試験ANDANTE IIが進行中である．

SMAD7アンチセンス核酸

IBDの世界でも核酸医薬が現実化してきている．TGF-βは細胞増殖・分化を負に制御するサイトカインだが，TGF-β1のシグナルの伝達を抑制しているのがSMAD7である．mongersenはSMAD7に対するアンチセンス核酸で細胞の増殖・分化を抑制する．核酸医薬は静脈注射や皮下注射等の注射製剤が多いが肝代謝を受けるため標的臓器へのデリバリーが重要な問題となっている．また，注射製剤以外

では直接標的臓器へ届くため，局所製剤が開発されている．mongersenは経口薬だが，粘膜障害を起こしている腸管へデリバリーし薬効を発揮すると考えられる．クローン病に対する第Ⅱ相試験において投与2週での寛解率65％と非常に高い有効性を示した[6]．

抗α4インテグリン抗体

　サイトカインのほかに接着分子やホーミングレセプターをターゲットとした薬剤も多く開発されている．腸炎惹起性リンパ球が標的組織である腸管へホーミングすることを阻害し，抗炎症作用を発揮する．腸管指向性リンパ球に発現するα4β7インテグリンは血管内皮細胞に発現するMAdCAM-1と高い特異性をもって結合し，それによりリンパ球が腸管組織内へマイグレーションする．ナタリズマブは抗α4インテグリン抗体であり，クローン病において36週で有効率61％，寛解率44％と良好な結果[7]が得られ米国で抗TNF-α抗体製剤抵抗性のクローン病で認可された．しかし，α4β7インテグリンのみならずα4β1インテグリンにも作用し，そのリガンドであるVCAM-1は脳を含めて広く全身に分布するため，脳内でも免疫反応を低下させた結果JCウイルスの再活性化を誘導し進行性多巣性白質脳症（PML）が発生したとされ，クローン病での使用は限定的である．

α4インテグリン阻害薬

　AJM300は日本で開発された経口低分子化合物でα4インテグリンを阻害する．102例の潰瘍性大腸炎を対象とした第Ⅱ相試験で8週後の有効率62.7％，寛解率23.5％と有意に有効性を示した[8]．前述のように低分子化合物であるため低コストで生産でき，抗体製剤のように免疫原性や効果減弱といったリスクを回避できる可能性もある．また，半減期がより短いため副作用発現時の対応も容易であるかもしれない．現在第Ⅲ相試験中である．

抗α4β7インテグリン抗体

　腸管への特異性を高めたヒト化抗α4β7インテグリン抗体であるvedolizumabは，潰瘍性大腸炎に対する第Ⅲ相試験であるGEMINI 1で47％の改善率と17％の寛解導入効果，52週において40〜45％の寛解維持効果が示された[9]．またクローン病ではGEMINI2で6週では不十分な結果であったが，52週では有意に有効性を示し[10]，抗TNF-α抗体製剤不例を対象としたGEMINI3では10週で改善率47％，寛解率27％と有意な効果が示された[11]．これらの結果より両疾患に対し2014年

に欧米で承認・発売となった．現在日本において第Ⅲ相試験中である．これまでPML発生の報告はない．

抗β7インテグリン抗体

etrolizumabはα4β7インテグリンおよびαEβ7インテグリンのヘテロダイマーであるβ7サブユニットに選択的に結合するヒト化モノクローナル抗体である．潰瘍性大腸炎に対する第Ⅱ相試験において10週で21％の寛解率を示した[12]．

抗MAdCAM抗体

皮下注射製剤の抗MAdCAM抗体であるPF-00547659は消化管組織中に発現するMAdCAMに結合しインテグリンとの結合を阻害する．クローン病に対する第Ⅱ相試験のOPERAでは有効性に有意差がつかず不十分な結果であったが，潰瘍性大腸炎に対する第Ⅱ相試験TURANDOTで12週の寛解率24％と有意な結果であったことが2015年2月の第10回欧州クローン病・大腸炎会議（ECCO）で発表された．

S1P受容体アゴニスト

フィンゴリモド塩酸塩は冬虫夏草から発見された分子をリード化合物としてわが国で開発された経口低分子化合物のスフィンゴシン1リン酸（S1P）受容体スーパーアゴニストである．S1Pおよびその受容体の1つであるS1P1受容体はリンパ球の二次リンパ組織からの移出に必須の分子である．S1Pが低濃度である二次リンパ組織内でTリンパ球上にS1P1受容体が発現することで，Tリンパ球が血管およびリンパ管内の高濃度のS1Pに向かって遊走しリンパ節から移出する．フィンゴリモド塩酸塩はスーパーアゴニスト，つまり機能的にはアンタゴニストとして作用し，リンパ球上のS1P1受容体を強力かつ長期に内在化させることで二次リンパ節からの移出を阻害し，その結果標的組織へのホーミングを抑制し免疫抑制作用を発揮する．難治性再発性の多発性硬化症で認可され，多数のメーカーにおいてよりS1P1受容体選択性の高い第二世代製剤が開発されている．

フィンゴリモド塩酸塩はIBDに対しての治験は行われていないが，S1P1およびS1P5受容体に作用するozanimod（RPC1063）が潰瘍性大腸炎に対する第Ⅱ相試験TOUCHSTONEにおいて8週で16.4％の寛解率，58.2％の有効率を示し現在第Ⅲ相試験へと移行しており，クローン病での第Ⅱ相試験も開始予定である．日本ではMT-1303がクローン病で第Ⅱ相試験，KRP203が炎症性腸疾患に対して臨床試験が行われている．

便移植（糞便微生物移植：FMT）

　FMTは再発性 Clostridium difficile 感染症に対するバンコマイシンとのランダム化比較試験において，無再発治癒率がFMT群は81%，バンコマイシン群が31%と優位に高く[13]，以降IBDやIBS等さまざまな疾患の治療として試みられている．潰瘍性大腸炎については最近2本のランダム化比較試験の結果が発表された．軽症～中等症の潰瘍性大腸炎に対し，十二指腸ゾンデからの注入で寛解率はFMT 30.4%，コントロール 20.0%と有意差を認めなかった[14]．一方，注腸投与ではFMT 24%，コントロール 5%と有意差を認めた[15]．クローン病ではランダム化比較試験はなされておらず，症例報告やケースシリーズをまとめたsystematic reviewではほとんど無効であった[16]とされている．FMTはドナー（家族か他人か）の選定，投与経路，投与量，投与頻度，抗菌薬による前処置の有無など未解決の問題が山積しており，期待される治療法ではあるもののまだ開発途上である．また腸内細菌叢は個人差，人種差，地域差が大きいことも考慮する必要がある．

さいごに

　その他，間葉系細胞移植のクローン病への応用が抗TNF-α抗体製剤不応例を対象に欧州で行われ第Ⅱ相試験にて有効率80％，寛解率53％という結果が得られ，ECCOを中心にランダム化比較試験が開始されている．

　このほかにも第Ⅱ相試験中のものや第Ⅰ相試験の段階のものも含めると非常に多くの新規治療が開発中である．また，炎症性腸疾患では現在その多くが国際共同治験となってきており，これまで問題となっていたドラッグラグはこの分野では解消されつつある．

※記載の内容は2015年8月現在の情報である．新規治療の開発は日進月歩であるため，その後より有効性・安全性の高い薬剤が開発されたり，第Ⅲ相試験で有効性が否定されるまたは安全性が問題視され開発が中止されるものもあるため，詳細については最新情報を入手すること．

文献

1) Sandborn WJ, et al：Gastroenterology, 146：85-95, 2014
2) Sandborn WJ, et al：Gastroenterology, 146：96-109. e1, 2014
3) Sandborn WJ, et al：N Engl J Med. 367：1519-1528, 2012
4) Sandborn WJ, et al：N Engl J Med. 367：616-624, 2012
5) Sandborn WJ, et al：Clin Gastroenterol Hepatol. 12：1485-1493.e2, 2014
6) Monteleone G, et al：N Engl J Med, 372：1104-1113, 2015
7) Sandborn WJ, et al：N Engl J Med, 353：1912-1925, 2005

8) Danese S & Panés J：Gastroenterology, 147：981-989, 2014
9) Feagan BG, et al：N Engl J Med, 369：699-710, 2013
10) Sandborn WJ, et al：N Engl J Med, 369：711-721, 2013
11) Sands BE, et al：：Gastroenterology, 147：618-627.e3, 2014
12) Vermeire S, et al：Lancet, 384：309-318, 2014
13) van Nood E, et al：N Engl J Med, 368：407-415, 2013
14) Rossen NG, et al：Gastroenterology, 149：110-118.e4, 2015
15) Moayyedi P, et al：Gastroenterology, 149：102-109.e6, 2015
16) Colman RJ & Rubin DT：J Crohns Colitis, 8：1569-1581, 2014

第3章

治療薬の導入・切り替えの考え方

第3章　治療薬の導入・切り替えの考え方

§1　潰瘍性大腸炎

1　直腸炎型は何から治療するか

諸星雄一

エキスパートはこう考える

　潰瘍性大腸炎の約2割を占める直腸炎型潰瘍性大腸炎は，重症化することはきわめて稀であり，治療法の選択は軽症～中等症の左側・全大腸炎型潰瘍性大腸炎と同様に「5-ASA製剤（経口）」「副腎皮質ステロイド（経口・経静脈）」「局所療法（5-ASA製剤/ステロイド）」となる．

　5-ASA製剤は薬剤の大腸粘膜内濃度の重要性[1]から，ステロイドは全身の副作用の観点から直腸炎に対しては局所療法が最も重要であり，海外（特にヨーロッパ[2]）では直腸炎の第一選択薬として5-ASAの局所製剤が最初に使用されることが多いことを念頭におくべきである（第2章§1-2参照）．しかしながら自験例では初発の潰瘍性大腸炎の21％が罹患範囲の口側進展を認めること，局所療法に対する受容性の観点から筆者は直腸炎初発の第一選択薬として十分な量（＝治療指針[3]で示されている最大量）の経口5-ASA製剤を使用し，寛解維持も含めて効果不十分であった際に局所療法を追加している（直腸炎型に限定すると5-ASA製剤の寛解導入効果には用量依存性はないとの報告もある）．多量の内服よりも坐剤の方がアドヒアランスが良い場合もあることから，直腸炎型は特に症例に応じた対処が必要である．また，治療指針にもあるように，直腸炎に対して安易なステロイド投与は避けることが肝要である．

　直腸の炎症はテネスムスの主要な原因であり，全大腸炎型潰瘍性大腸炎も含めて直腸の炎症を征圧することは患者のQOLの向上に直結する．受容性という最大の問題点のある局所療法において患者のアドヒアランスをいかに高めるかがIBD診療医の腕の見せどころといえよう．

候補となる薬剤・チェックリスト

5-ASA製剤 (経口) →p.46	☐ 初発例 ☐ 軽症～中等症例 ☐ 本剤不耐例ではない	☐ 深い潰瘍を認めない ☐ 外来症例 ☐ 疑診例
5-ASA製剤／ 副腎皮質ステロイド (局所療法) →p.53	☐ 軽症～中等症例 ☐ 主としてS状結腸より遠位の炎症	☐ 腸管内に薬剤保持が可能 ☐ 腹痛がない
副腎皮質ステロイド (経口・経静脈) →p.59	☐ 5-ASA製剤不耐・無効な中等症以上 ☐ 絶対的な禁忌となる背景なし ☐ 過去に繰り返し投与されていない	☐ 本剤で寛解導入後の維持戦略がある ☐ 罹患範囲が局所製剤で対処できない
血球成分除去療法 →p.111	☐ 5-ASA製剤不耐・無効例 ☐ ステロイド依存または抵抗例 ☐ 劇症例ではない	☐ 免疫抑制治療に副作用・不安がある(もしくは懸念される) ☐ 静脈確保と頻回の施行が可能

※血球成分除去療法は初発時は使用しない

症例でわかる治療の進め方

症例❶ 40代女性．直腸炎型初発例

<現病歴>
生来より軟便で便回数3行/日で，ときおり血便も認めたが病識はなく医療機関を受診していなかった．会社の健康診断にて便潜血陽性を指摘されたのを契機に当院を受診された．下部消化管内視鏡検査を施行したところ，直腸に限局した粘膜の炎症所見を認めた（図1）．

<既往歴>特記事項なし．

<身体所見>特記事項なし．

<生活歴>喫煙：なし，飲酒：機会飲酒，職業：事務員．

<検査所見>血液検査：異常所見なし．便培養：病原性大腸菌陰性．

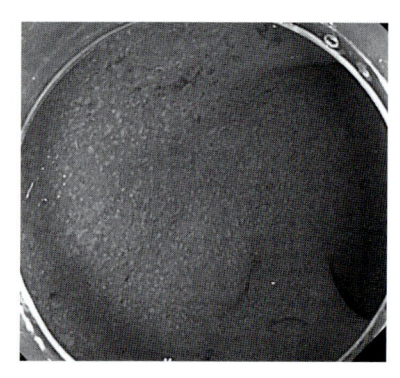

図1 下部消化管内視鏡検査
カラーアトラスp.14 ❷参照．

症例❶の対応

▶治療

● 初発時
- アサコール® 朝2,000 mg 夕1,600 mgで開始した．
- 診断時には直腸炎型であっても，将来左側大腸炎型や全大腸炎型に進展する可能性を念頭におく．
- 本症例は内視鏡所見等から潰瘍性大腸炎と診断可能である．初発の潰瘍性大腸炎は，慢性の経過を証明することが困難で確定診断に至らないケースも多い．チェックリストにあるように経口5-ASA製剤は疑診例にも最適な薬剤である．

症例❶のチェックリスト

5-ASA製剤（経口）	☑ 初発例 ☑ 軽症～中等症例 ☑ 本剤不耐例ではない	☑ 深い潰瘍を認めない ☑ 外来症例 ☐ 疑診例
5-ASA製剤／副腎皮質ステロイド（局所療法）	☑ 軽症～中等症例 ☑ 主としてS状結腸より遠位の炎症	☐ 腸管内に薬剤保持が可能 ☑ 腹痛がない
副腎皮質ステロイド（経口・経静脈）	☐ 5-ASA製剤不耐・無効な中等症以上 ☑ 絶対的な禁忌となる背景なし ☑ 過去に繰り返し投与されていない	☑ 寛解導入後の維持戦略がある ☐ 罹患範囲が局所製剤で対処できない
~~血球成分除去療法~~	☐ 5-ASA製剤不耐・無効例 ☐ ステロイド依存または抵抗例 ☐ 劇症例ではない	☐ 免疫抑制治療に副作用・不安がある（もしくは懸念される） ☐ 静脈確保と頻回の施行が可能

➡チェックが多い5-ASA製剤（経口）を選択

▶再燃した場合

　アサコール®1日3,600 mg内服を開始したところ奏功し，投与後1週間で便回数も1行/日，固形便となった．その後同量のアサコール®にて寛解を維持していた．1年後に引っ越しを契機に再燃した．下部消化管内視鏡にて罹患範囲の進展のないことを確認後，ペンタサ®注腸1gを追加したが，便回数が多く腸管内の薬剤保持が困難であったため使用不可能となり再度来院された．

●再燃時のチェックリスト

　症例❶のチェックリストから5-ASA製剤（経口）の初発例，罹患範囲の項目がはずれ，局所療法の直腸炎型の項目が選択される．
　⇒局所療法を選択したいが，注腸剤はすでに腸管内の薬剤保持が困難であった．

●再燃時の治療

- 当時新たに保険収載されたペンタサ®坐剤1回1g 1日1回連続投与を開始した．
- 本症例は初発時に5-ASA製剤が著効しており，安易にステロイド製剤を使用する前に大腸送達性（ドラッグデリバリー）を考慮した5-ASA製剤の投与方法を模索した．

▶ 5-ASA製剤の経口・局所併用療法でも無効・再燃となった場合は？
- ステロイドの局所療法が第一選択である．
- プレドネマ®1回20 mg　1日1回を2週間連続投与し，漸減中止していく．

▶ 寛解の判断と維持療法への移行のタイミング
- 臨床的寛解が治療の1つの目標ではあるが，内視鏡検査にて粘膜治癒を確認してから寛解維持量へ減量するのが望ましい．

▶ 患者・家族への説明
　寛解導入に成功した患者の説明に重要なのは，潰瘍性大腸炎はあくまで慢性疾患であり寛解維持療法として薬剤の継続が必要であることを薬効も含めて説明する．患者に薬効を実感していただくためにも，活動期にいかに早く最適な治療を選択できるかが，特に患者受容性の低い局所製剤の薬剤アドヒアランスの向上に重要である．

▶ こんなときは専門医にコンサルト
　症例②を参照のこと．

症例❷　40代男性．局所療法無効の直腸炎型再燃例

〈現病歴〉
罹病期間9年の直腸炎型患者．アサコール®のアレルギー歴あり．サラゾピリン®4,000 mg/日，ペンタサ®注腸1 g/日　1日1回の継続投与と，軽度の再燃時にステロイド注腸製剤を併用することでおおむね寛解を維持していた．
年末の大量飲酒を契機に再燃．ペンタサ®注腸1 gとプレドネマ®注腸20 mgの混合注腸療法を2週間継続するも改善がなく，便回数も増加し排便時腹痛も出現した．

〈既往歴〉 特記事項なし．

〈生活歴〉 喫煙：なし．飲酒：機会飲酒．職業：塗装業．

〈身体所見〉 身長164 cm，体重58 kg（体重減少−2 kg），便回数8行/日，血便毎回，夜間排便あり，腹痛なし．

〈検査所見〉 血液検査：異常所見なし．
便培養：病原性大腸菌陰性．
下部消化管内視鏡検査：図2に示すとおりである．

症例❷のチェックリスト

5-ASA製剤（経口）	☑ 初発例 ☑ 軽症〜中等症例 ☑ 本剤不耐例ではない	☑ 深い潰瘍を認めない ☑ 外来症例 ☐ 疑診例
5-ASA製剤／副腎皮質ステロイド（局所療法）	☑ 軽症〜中等症例 ☑ 主としてS状結腸より遠位の炎症	☐ 腸管内に薬剤保持が可能 ☐ 腹痛がない
副腎皮質ステロイド（経口・経静脈）	☑ 5-ASA製剤不耐・無効な中等症以上 ☑ 絶対的な禁忌となる背景なし ☑ 過去に繰り返し投与されていない	☑ 本剤で寛解導入後の維持戦略がある ☐ 罹患範囲が局所製剤で対処できない
血球成分除去療法	☑ 5-ASA製剤不耐・無効例 ☐ ステロイド依存または抵抗例 ☑ 劇症例ではない	☐ 免疫抑制治療に副作用・不安がある（もしくは懸念される） ☑ 静脈確保と頻回の施行が可能

➡ 5-ASA製剤／副腎皮質ステロイドの局所療法にて効果不十分であり，チェックの多い副腎皮質ステロイド（経口・経静脈）を選択

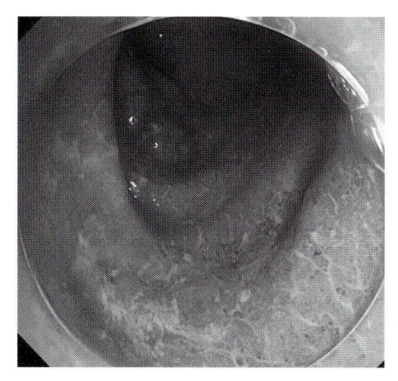

図2　下部消化管内視鏡検査
カラーアトラスp.14 ❸参照．

症例❷の対応

▶ 治療

- プレドニゾロン30 mg/日（朝15 mg，昼10 mg，夜5 mg）内服を追加した．
- 治療指針[3]にもあるように，直腸炎の安易なステロイド全身投与は副作用の観

点から避けるべきである．注腸だけでなく坐剤も選択肢にある．
- しかしながら本症はテネスムスのため著しいQOLの低下も招いており（職業が塗装業で仕事の継続が困難），既に局所療法が無効であったことから患者とよく相談のうえ治療法を選択した．

▶無効・再燃となった場合は？

　　直腸炎は重症化することは稀であり，臨床上軽症であれば経過観察の選択もなされることが多い．副作用の観点から直腸炎単独の病態でステロイド全身投与以上の治療へステップアップすることはまずない．

▶寛解の判断と維持療法への移行のタイミング

　　症例①を参照のこと．

▶患者・家族への説明

　　ステロイドの全身投与を行う際にはその副作用（特に骨粗鬆症）を十分に説明したうえで，直腸炎であれば経過観察という選択肢もあることを説明する．

▶こんなときは専門医にコンサルト

- 本症例のようにステロイド全身投与を検討しなければならない直腸炎症例の場合はコンサルトする．
- 腸管外合併症例は5-ASA製剤のみでコントロールできない症例の場合コンサルトする．

文献
1) Naganuma M, et al：Inflamm Bowel Dis, 7：221-225, 2001
2) Dignass A, et al：J Crohns Colitis, 6：991-1030, 2012
3) 厚生労働科学研究費補助金　難治性疾患克服研究事業難治性炎症性腸管障害に関する調査研究班　平成24年度分担研究報告書，2013

第3章 治療薬の導入・切り替えの考え方

§1 潰瘍性大腸炎

2 全大腸炎型初発例は何から治療するか

齊藤詠子

エキスパートはこう考える

まずは診断基準に照らし合わせて，**感染性腸炎など内視鏡像が似ている疾患の可能性を確実に排除する**ため，未施行である場合は，便培養，*Clostridium difficile*，サイトメガロウイルス感染の検索を行う．そのうえで臨床的重症度を評価し，基本的には「難治性炎症性腸管障害に関する調査研究班」により毎年作成されている治療指針[1]に従い治療を開始する．

▶ 軽症・中等症

5-ASA製剤の経口および注腸製剤から開始する．その際，5-ASA製剤は用量依存に効果を発揮する薬剤であるため，必要に応じ最大量で投与することが必要である．また，5-ASA類は一部不耐が認められ，**不耐の症状が発熱・腹痛・下痢と潰瘍性大腸炎増悪に症状が似ている**ため注意する．5-ASA治療を行って2週間以内に明らかな改善があれば，引き続きこの治療を継続する．効果がないか増悪している場合，中等症であっても炎症反応や症状が強い場合は初期よりプレドニゾロン経口投与（1日30 mg～40 mg）を行ってよい．ステロイド使用によるリスクが高い場合は，ステロイドを使用せず血球成分除去療法（CAP）を週2回以上で開始し寛解導入を行ってもよい．ステロイド抵抗例の治療に関しては第3章§1-3へ譲る．

▶ 重症例

当初から入院管理にて，プレドニゾロン1～1.5 mg/kg/日の点滴静注を行う．効果判定は原則1週間で行う．1週間以内でも増悪，激症化がみられる場合はただちに外科的治療を含めた次の治療（第3章§1-3）へ移行する．

チェックリストは次頁▶

137

候補となる薬剤・チェックリスト

5-ASA 製剤 （経口）　→p.46	☐ 初発例 ☐ 軽症〜中等症例 ☐ 本剤不耐例ではない	☐ 深い潰瘍を認めない ☐ 外来症例 ☐ 疑診例
5-ASA 製剤／副腎皮質ステロイド （局所療法）→p.53	☐ 軽症〜中等症例 ☐ 主としてS状結腸より遠位の炎症	☐ 腸管内に薬剤保持が可能 ☐ 腹痛がない
副腎皮質ステロイド （経口・経静脈） →p.59	☐ 5-ASA 製剤不耐・無効な中等症以上 ☐ 絶対的な禁忌となる背景なし ☐ 過去に繰り返し投与されていない	☐ 本剤で寛解導入後の維持戦略がある ☐ 罹患範囲が局所製剤で対処できない
血球成分除去療法 →p.111	☐ 5-ASA 製剤不耐・無効例 ☐ ステロイド依存または抵抗例 ☐ 劇症例ではない	☐ 免疫抑制治療に副作用・不安がある（もしくは懸念される） ☐ 静脈確保と頻回の施行が可能

症例でわかる治療の進め方

症例❶　20代女性，全大腸炎型初発例

＜現病歴＞1カ月半前より便に血が混じるようになった．痔核と思い様子をみていたが，徐々に排便回数増加，水溶性下痢となり，1日10行以上の下痢および排便前後の腹痛，血便があり，夜間にも下痢症状が出現し睡眠困難となり受診した．

＜既往歴＞特記事項なし．手術歴なし．

＜生活歴＞飲酒：機会飲酒，喫煙：なし．

＜内服薬＞月経痛に対しときどき市販の解熱鎮痛薬使用．

＜身体所見＞体温37.2℃，脈拍数86/分，血圧108/60 mmHg．
腹部：平坦，軟．腸蠕動音亢進．
左下腹部に排便前後の疼痛あるが，診察時自発痛・圧痛なし．

＜血液検査＞WBC 8,200/μL，RBC 393×10^4/μL，Hb 11.3 g/dL，PLT 37×10^4/μL，TP 6.2 g/dL，ALB 3.8 g/dL，CRP 0.56 mg/dL，ESR 35 mm．

＜画像検査＞
下部消化管内視鏡検査（近医）：全大腸でびまん性，連続性に血管透見像が消失し，浮腫状，微細顆粒状粘膜，発赤が散在し，小黄白点，白色膿の付着を認めた．出血傾向，潰瘍は認められなかった（図1）．

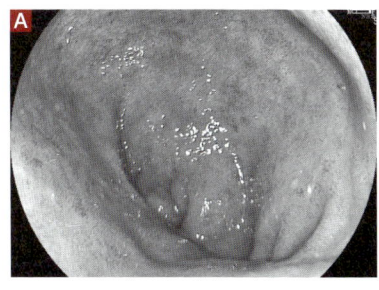

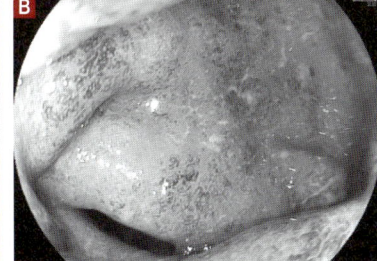

図1　近医での下部消化管内視鏡所見
A：下行結腸　B：S状結腸
カラーアトラスp.14 ❹参照．

症例❶のチェックリスト

5-ASA製剤（経口）	☑	初発例	☑	深い潰瘍を認めない
	☑	軽症〜中等症例	☑	外来症例
	☑	本剤不耐例ではない	☐	疑診例
5-ASA製剤／副腎皮質ステロイド（局所療法）	☑	軽症〜中等症例	☐	腸管内に薬剤保持が可能
	☐	主としてS状結腸より遠位の炎症	☐	腹痛がない
副腎皮質ステロイド（経口・経静脈）	☐	5-ASA製剤不耐・無効な中等症以上	☑	本剤で寛解導入後の維持戦略がある
	☑	絶対的な禁忌となる背景なし	☑	罹患範囲が局所製剤で対処できない
	☑	過去に繰り返し投与されていない		
血球成分除去療法	☐	5-ASA製剤不耐・無効例	☐	免疫抑制治療に副作用・不安がある（もしくは懸念される）
	☐	ステロイド依存または抵抗例		
	☑	劇症例ではない	☑	静脈確保と頻回の施行が可能

➡チェックが多い5-ASA製剤（経口）を選択

症例❶の対応

▶ **治療**

- ペンタサ® を1回2g 1日2回で開始．

▶ **無効の場合は？**

- **経過例**：ペンタサ® 開始後も改善なく，開始より14日後連日38℃台の発熱があり，腹痛および排便回数も約20行/日と増加した．
- この場合，内服開始2週間で，排便回数・血便量の増加，発熱を認めており，5-ASA製剤効果不十分による潰瘍性大腸炎重症化もしくはペンタサ® 不耐による副作用が考えられる．
- 診察，血液検査再検にて，全身状態が良好で，貧血の進行，栄養状態の悪化等の所見が乏しく，白血球およびCRP上昇のみ目立つ場合は，ペンタサ® 不耐の可能性を考慮し，他の5-ASA製剤（アサコール® あるいはサラゾピリン®）に薬剤を変更する．
- 全身状態の悪化や，血便量の増加，貧血の進行，栄養状態の悪化等の重症時にみられる症状があった場合は無効と判断し，チェックリストから次の選択肢であ

るステロイドの経口・経静脈投与を検討する（「5-ASA製剤不耐・無効」にチェックが入る）．

▶再燃した場合は？
- 経過例：ペンタサ®開始後，3日後より排便回数の減少，血便消失，便の有形化を認めたため有効と判断し，継続にて維持療法を行っていたが，再燃．
- 再燃が軽症～中等症である場合は，ペンタサ®増量を行い，症状により（薬剤保持が可能で，腹痛がない場合）注腸剤や坐剤を併用する．
- 改善が乏しい場合，症状に余裕があれば，他の5-ASA製剤への変更を検討する．
- 改善が乏しくまた症状の増悪を認める場合は，次の選択肢であるステロイド経口・経静脈投与を行う．
- 改善が乏しくまた症状の増悪を認める場合は，可能であれば直腸もしくはS状結腸までの内視鏡観察を行い，炎症の程度を評価する．炎症が中等度～重度である場合は，次の選択肢であるステロイド経口・経静脈投与が第一選択となるが，軽度～中等度の場合，ステロイドを使用せず血球成分除去療法を選択してもよい．内視鏡が行えない場合は，全身状態に余裕があれば，ステロイド使用前に血球成分除去療法を行ってもよい．

▶寛解の判断と維持療法への移行のタイミング
5-ASA製剤で寛解導入を行った場合は，**2週間前後**で有効であるかどうか判断する．臨床的寛解の状態に至ってから**3～6カ月**は減量を行わず治療を継続するのが望ましい．6カ月以降維持量へ減量するかどうかはコンセンサスが得られていない．

▶患者・家族への説明
内視鏡検査を行った際に，潰瘍性大腸炎の可能性について説明を行う．診断が確定した場合は，"指定難病"であることを含め疾患について説明する．治療効果が得られれば，薬物療法を継続することで，日常生活・社会生活が問題なく行える可能性が十分ある点は説明する．5-ASA製剤を使用する場合，一定数で副作用が認められるため，副作用に関しても十分説明する．また**2週間投与しても効果がない**場合はステロイドなどを使用する必要があることも説明する．

▶こんなときは専門医へコンサルト
5-ASA製剤が無効で，中等量ステロイド治療を行って2週間経っても効果がみられない場合，または，上記治療を行っているにもかかわらず，臨床的重症度，血液データ，全身状態の増悪がみられる場合は，経過を観察せずに専門医へコンサルトするべきである．

症例❷ 30代男性，全大腸炎型初発例

<現病歴> 2カ月前より便に血が混じったが痔核と考え様子をみていた．1カ月半前より排便回数が1日5～6行へ増加し下痢となり毎回血便となったが，仕事が多忙のため受診せず様子をみていた．4週間前より排便回数が1日15行以上となり，排便前後の腹痛が出現したため近医受診．細菌性腸炎が疑われ，抗菌薬および整腸薬が処方されたが改善せず，2週間前に近医にて下部消化管内視鏡検査が施行され潰瘍性大腸炎全大腸炎型と診断された．サラゾピリン®1回1g1日4回で開始されたが改善なく，紹介受診．

<既往歴> 特記事項なし．手術歴なし．

<生活歴> 飲酒：機会飲酒，喫煙：なし．

<内服薬> 特記事項なし．

<身体所見> 身長174 cm，体重63 kg．体温36.8℃，脈拍数92/分，血圧112/78 mmHg．腹部：平坦，軟．腸蠕動音亢進．
左下腹部に排便前後の疼痛および軽度圧痛を認める．反跳痛・筋性防御なし．

<血液検査> WBC 9,300/μL，RBC 277×10⁴/μL，Hb 8.9 g/dL，PLT 46×10⁴/μL，TP 5.8 g/dL，ALB 3.4 g/dL，CRP 2.01 mg/dL，ESR 85 mm．

<画像検査> 下部消化管内視鏡検査（近医）：全大腸でびまん性連続性に血管透見像が消失し，浮腫状，微細顆粒状粘膜，発赤，地図上潰瘍が散在し，小黄白点，白色膿の付着を認めた．接触にて出血がみられた（図2）．

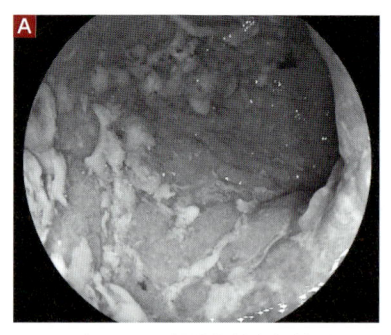

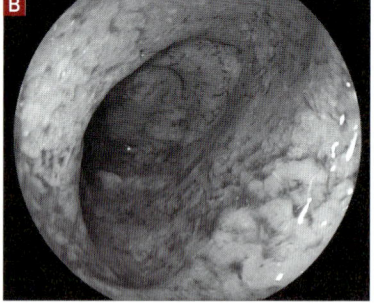

図2 近医での下部消化管内視鏡所見
A：下行結腸　B：S状結腸
カラーアトラスp.15 ❺参照．

症例❷のチェックリスト

5-ASA製剤（経口） →継続	☑ 初発例 ☑ 軽症～中等症例 ☑ 本剤不耐例ではない	☑ 深い潰瘍を認めない ☑ 外来症例 ☐ 疑診例
5-ASA製剤／副腎皮質ステロイド （局所療法）	☑ 軽症～中等症例 ☐ 主としてS状結腸より遠位の炎症	☐ 腸管内に薬剤保持が可能 ☐ 腹痛がない
副腎皮質ステロイド （経口・経静脈）	☑ 5-ASA製剤不耐・無効な中等症以上 ☑ 絶対的な禁忌となる背景なし ☑ 過去に繰り返し投与されていない	☑ 本剤で寛解導入後の維持戦略がある ☑ 罹患範囲が局所製剤で対処できない
血球成分除去療法	☑ 5-ASA製剤不耐・無効例 ☐ ステロイド依存または抵抗例 ☑ 劇症例ではない	☑ 免疫抑制治療に副作用・不安がある（もしくは懸念される） ☑ 静脈確保と頻回の施行が可能

➡ 5-ASA製剤が無効のため，チェックの多い副腎皮質ステロイド（経口・経静脈）を選択

症例❷の対応

▶ 治療

- プレドニゾロン1回20 mg　1日2回で開始．
- サラゾピリン®1回1 g　1日4回内服は継続した．

▶ 無効の場合は？

- プレドニゾロン1日40 mgで無効な場合，炎症の強さに対してステロイド量が足りていない場合と，ステロイドの効果が乏しいステロイド抵抗の双方が考えられる．活動性が高い場合，重症例ではプレドニゾロン40 mg/日の経口単回投与の血中濃度のピークは健常人と比較して明らかに低いとの報告[2]もあり，ステロイド吸収の問題である可能性もある．
- したがって，プレドニゾロン40 mg/日で効果不十分かもしくは無効でも全身状態が良好な場合は，入院にてプレドニゾロン1～1.5 mg/kg/日点滴静注での寛解導入を行う．増量にて効果がない場合はステロイド抵抗性であるため，治療方針は第3章§1-3へ譲る．

▶ 再燃した場合は？

- 中等量のプレドニゾロンで寛解導入ができた場合，プレドニゾロン20 mgまでは10 mg/回ずつ，20 mgからは5 mg/回ずつ1～2週ごとに減量し中止する．寛解維持療法として初回から免疫調節薬を使用するべきかどうかに関しては明確な基準はない．
- プレドニゾロン減量中もしくは中止後短期間で再燃した場合は，ステロイド依存と考えられるため，再度プレドニゾロンを増量し，免疫調節薬を導入し併用しながら減量していく．免疫調節薬を併用していても再燃した場合は，免疫調節薬の用量不足か不応例と考えられる．免疫調節薬の用量調整を行っても維持困難である場合は不応例であるため，維持治療も含めた抗TNF-α抗体製剤の使用を検討する．

▶ 寛解の判断と維持療法への移行のタイミング

軽症～中等症で増悪傾向がない場合は，中等量のプレドニゾロンを使用開始後約2週間で有効かどうか，および寛解導入可能かを判断する．効果不十分もしくは無効の場合は前記のように治療を変更し，効果があれば，徐々に減量する．免疫調節薬を併用する場合は，寛解導入が可能と判断した時点で開始する．

▶ 患者・家族への説明

5-ASA製剤で寛解導入が困難であり，次の寛解導入の選択肢としてステロイドの投与が必要であることを説明する．ステロイドは寛解導入薬としては優れているが，寛解維持効果がなく，ステロイド使用継続により副作用のリスクが効果を上回るため，長期使用する予定はない点を説明する．寛解導入後も維持治療が必要な病気であり，5-ASA製剤のみで維持困難な場合は，免疫調節薬の使用が必要となる点を説明する．

▶ こんなときは専門医へコンサルト

入院設備がない施設では，ステロイド点滴静注が必要になった場合，免疫調節薬の適正使用を行うことができず免疫調節薬が必要になった場合は専門医へコンサルトする．

ステロイド点滴静注や免疫調節薬使用を行う場合は，ステロイド抵抗，ステロイド依存の免疫調節薬不応のときに，専門医へコンサルトする．

文献
1）厚生労働科学研究費補助金　難治性疾患克服研究事業　難治性炎症性腸管障害に関する調査研究　平成25年度分担研究報告書　別冊，2014
2）Elliott P R, et al：Gut, 21：49-51, 1980

第3章 治療薬の導入・切り替えの考え方

§1 潰瘍性大腸炎

3 ステロイド抵抗例の次の一手

小林 拓

エキスパートはこう考える

　1950年代に潰瘍性大腸炎に対して副腎皮質ステロイドが使用されるようになり，その予後は劇的に改善した．ステロイドの有効性は約80％とされるが[1]，罹患患者数の増加も相まって，ステロイドで十分な治療効果のえられない症例，すなわちステロイド抵抗例も増加している．2015年現在，ステロイド抵抗性の中等症〜重症潰瘍性大腸炎患者に対し，わが国で使用できる寛解導入療法の選択肢は，カルシニューリン阻害薬（タクロリムス・シクロスポリン），抗TNF-α抗体製剤（インフリキシマブ・アダリムマブ），血球成分除去療法の3つとなり，いずれもがおおむね半数以上の症例に有効と報告されている（uncontrolled studyを含む）．この3通りの選択肢をいかに用いるかは，それぞれの治療法の禁忌・副作用に留意するのはもちろんであるが，重症度，投与方法，寛解導入後の維持戦略などの本書第2章掲載チェックリストにある項目を総合的に判断して決定することが必要である．

　カルシニューリン阻害薬は血中濃度を頻回にモニタリングすることが安全な使用のためには欠かせない．しかし，その反面で半減期が短いことから，無効時に中止し抗TNF-α抗体製剤を開始する際には免疫抑制が重複しないという理論上の利点もある．抗TNF-α抗体製剤については最近，血中濃度の測定や増量が短期予後改善にも寄与することが報告されてきている[2,3]．

　特に重症度の高い症例においては，ステロイド開始後1週間以内に効果判定を行い，無効と判断した場合には，即効性の観点から，カルシニューリン阻害薬もしくは抗TNF-α抗体製剤を遅滞なく開始することが重要である．これら2種4製剤の有効性については，十分な比較試験が行われていないが，シクロスポリンとインフリキシマブの短期有効性に関しては同等であると報告されている[4]．

チェックリストは次頁▶

候補となる薬剤・チェックリスト

内科的治療

抗TNF-α抗体製剤 →p.73	☐ 中等症〜重症例 ☐ ステロイド抵抗・依存例 ☐ 免疫調節薬で寛解維持困難例	☐ 免疫調節薬不耐例 ☐ カルシニューリン阻害薬無効例 ☐ 血球成分除去療法無効もしくは困難
カルシニューリン阻害薬 →p.82	☐ 中等症〜重症例（劇症） ☐ ステロイド抵抗・依存例 ☐ 免疫調節薬開始が可能 ☐ 抗TNF-α抗体製剤無効例	☐ 血球成分除去療法無効もしくは困難例 ☐ 血中濃度測定可能（入院もしくは頻回の来院が可能）
血球成分除去療法 →p.111	☐ 5-ASA製剤不耐・無効例 ☐ ステロイド依存または抵抗例 ☐ 劇症例ではない	☐ 免疫抑制治療に副作用・不安がある（もしくは懸念される） ☐ 静脈確保と頻回の施行が可能

外科的治療

緊急/準緊急手術 →p.116	☐ 穿孔 ☐ 大量出血 ☐ 中毒性巨大結腸症	☐ 内科的治療抵抗例 ☐ 高齢者の重症，劇症例
待機手術 →p.116	☐ 劇症 ☐ 癌/dysplasia ☐ 長期ステロイド依存の軽症，中等症例	☐ 内科的治療抵抗例 ☐ 治療抵抗の腸管外合併症 ☐ 重篤な薬剤副作用

※手術は1つでも当てはまる場合は考慮する

症例でわかる治療の進め方

症例❶ 20代男性．ステロイド抵抗性全大腸型入院例

<現病歴> 2年前に粘血便を認め，下部消化管内視鏡検査の結果，潰瘍性大腸炎（全大腸炎型）と診断．サラゾスルファピリジン内服に加え，顆粒球・単球吸着療法（無効），ステロイドの経口投与を行い改善した．ステロイドは減量中止しそのまま1年間寛解維持が可能であったが，2カ月前から便回数増加（約8行/日）し，粘血便も出現したため外来受診．WBC 10,100/μL，CRP 2.58 mg/dLと炎症反応の増加を認めたため入院加療となった．入院後プレドニゾロン60 mg/日の点滴静注を7日間行ったが改善は乏しく1日10行前後の血便が持続している．

<既往歴> 特記事項なし．

<身体所見> 身長170 cm，体重58 kg，血圧124/80 mmHg，脈拍数88/分．
腹部：左下腹部に軽度圧痛あり．

<血液検査> WBC 14,700/μL，RBC 531×10^4/μL，Hb 16.3 g/dL，Ht 47.8%，MCV 90 fL，MCH 30.7 g，MCHC 34.1 g/dL，Plt 32.9×10^4/μL，Ret 2.8‰，AST 8 U/L，ALT 12 U/L，ALP 167 U/L，γ-GTP 26 U/L，TP 6.2 g/dL，Alb 3.1 g/dL，BUN 11.2 mg/dL，Cr 0.7 mg/dL，Na 137.0 mEq/L，K 4.5 mEq/L，Cl 99 mEq/L，TC 137 mg/dL，CRP 3.55 mg/dL．

<感染症> CMV抗原：陰性，便培養：陰性，便中CD toxin：陰性．

<画像所見> 広範囲に潰瘍を認め，一部自然出血もみられる（図1）．

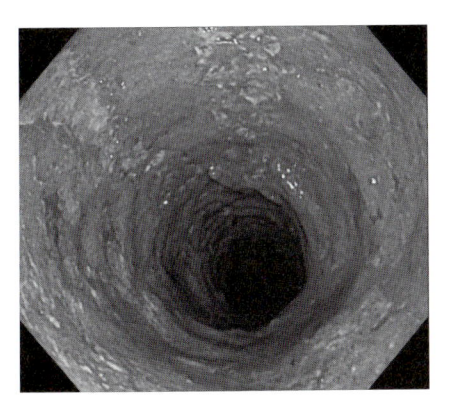

図1 ステロイド投与後の下部消化管内視鏡所見
カラーアトラスp.15 ❻参照．

症例❶のチェックリスト

内科的治療

抗TNF-α抗体製剤	☑ 中等症〜重症例 ☑ ステロイド抵抗・依存例 ☐ 免疫調節薬で寛解維持困難例	☐ カルシニューリン阻害薬無効例 ☐ 免疫調節薬不耐例 ☑ 血球成分除去療法無効もしくは困難例
カルシニューリン阻害薬	☑ 中等症〜重症例（劇症） ☑ ステロイド抵抗・依存例 ☑ 免疫調節薬開始が可能 ☐ 抗TNF-α抗体製剤無効例	☑ 血球成分除去療法無効もしくは困難例 ☑ 血中濃度測定可能（入院もしくは頻回の来院が可能）
血球成分除去療法 ✕	☑ 5-ASA製剤不耐・無効例 ☑ ステロイド依存または抵抗例 ☑ 劇症例ではない	☐ 免疫抑制治療に副作用・不安がある（もしくは懸念される） ☑ 静脈確保と頻回の施行が可能

外科的治療→該当項目なし

補助療法

中心静脈栄養	☐ 重症，劇症例 ☐ 腸管安静が必要 ☐ 全身状態不良	☐ 栄養状態不良 ☐ 巨大結腸症の併発
プロバイオティクス	☑ 軽症〜中等症 ☐ 補助療法	☐ 疑診例
抗菌薬	☑ 中等症〜重症 ☐ 回腸嚢炎	☐ 感染症を合併する，もしくは疑われる症例

➡ チェックの多いカルシニューリン阻害薬を選択した（抗TNF-α抗体製剤を選択することも可能）

症例❶の対応

▶ 治療

- サラゾスルファピリジン（サラゾピリン®）1回1,000 mg 1日4回，およびタクロリムス（プログラフ®）1回3 mg 1日2回で開始．

　本症例では患者の希望によりカルシニューリン阻害薬を用いたが，抗TNF-α抗体製剤を選択することも可能である．

▶ 無効の場合は？

　血中トラフ濃度が10μg/mL以上に到達してから1週間しても効果が得られない場合，「カルシニューリン阻害薬無効例」にチェックが入り，チェックリスト上でチェック項目の最も多い抗TNF-α抗体製剤へと変更する．

▶ 再燃した場合は？

　カルシニューリン阻害薬による寛解導入有効成功例では，通常いずれかのタイミングで免疫調節薬への切り替えを行い，寛解維持をはかる．再燃した際には，免疫調節薬の効果が十分に使用されているのであれば，免疫調節薬で寛解維持が困難という判断をし，通常抗TNF-α抗体製剤への切り替えが必要になる（その段階では，チェックリスト上も「免疫調節薬で寛解維持が困難例」にチェックが入り，抗TNF-α抗体製剤がより推奨されることになる）．状況によっては，タクロリムスの継続投与を試みる場合もある（3カ月以上は保険適用外）．

　本症例ではタクロリムスの血中トラフ濃度10〜15μg/mLを2週間維持した後に血中トラフ濃度を5μg/mL前後に減量したところ，1カ月後に再燃した．そのため，タクロリムスの減量・中止を可能にするため，再度血中濃度を10μg/mL前後になるようタクロリムスを再増量しつつ6-メルカプトプリン（6-MP）を開始，2カ月後に6-MPを50 mg/日まで増量したうえでタクロリムス減量をはかり，3カ月後にタクロリムス中止が可能であった．現在サラゾピリン，6-MPにて寛解維持中である．本症例ではタクロリムス離脱のための免疫調節薬の用量の厳密な管理が重要になると予想し，mg単位で調節できる6-MPを選択した．

▶ 寛解の判断と維持療法への移行のタイミング

　通常タクロリムスは3カ月目をめどに離脱・中止をはかる．高トラフ期間の終わりに臨床的寛解が得られていれば，免疫調節薬を開始・漸増を行い，寛解維持効果の認められていないタクロリムスから免疫調節薬への変更を目指しておく．われわれは3カ月目をめどに，①免疫調節薬の用量至適化ができているか，②内視鏡検査で粘膜治癒が得られているか，③腎機能障害があるか，を主に検討し，タクロリムス中止時期を決定している．

▶ 患者・家族への説明

　ステロイド抵抗例であり，以前血球成分除去療法が無効であったことから，通常選択肢となる抗TNF-α抗体製剤，カルシニューリン阻害薬について投与法，副作用についてまず違いを説明した．カルシニューリン阻害薬は長期寛解維持効果が認められていないために，約3カ月で減量・中止が原則であることを，継続投与が原則である抗TNF-α抗体製剤と対比して説明した．本症例は病悩期間も長くなく，

入院を要するような再燃も初めてであることから，治療は落ち着いたらできるだけ少ない処方にしたいとの希望もあり，タクロリムスを使用した．

▶ こんなときは専門医にコンサルト

一般にステロイド抵抗例で以下のような状況であれば，コンサルトを行う必要がある．

- ステロイド無効時に導入した選択肢に反応しない場合．
- 副作用で選択肢が限られる場合．
- 全身状態や栄養状態の良くない重症例．

症例❷　30代女性．外来治療のステロイド依存・抵抗性全大腸型

＜現病歴＞ 5年前に腹痛，血便が著明となり入院．潰瘍性大腸炎（全大腸炎型）と診断．メサラジン内服，ステロイド50 mg/日 点滴静注に白血球除去療法を加え寛解導入した．3年後に再燃し外来でプレドニゾロン30 mg/日の経口投与を受けるも減量中増悪．ステロイド再増量とともに免疫調節薬（アザチオプリン50 mg/日）にて改善．ステロイドは緩徐に減量し離脱した．半年後に便回数と出血が増加（約15行/日）し，ステロイド30 mg/日を開始．1週間後の受診で改善がみられない．乳児がおり，頻回の受診のたびに夫が仕事を休んで面倒をみている．

＜既往歴＞ 特記事項なし．

＜身体所見＞ 身長154 cm，体重43 kg．
腹部：左下腹部に軽度圧痛あり．

＜血液検査＞ WBC 12,100/μL，RBC 401×10⁴/μL，Hb 10.3 g/dL，Ht 30.8％，MCV 84 fL，Plt 42.9×10⁴/μL，AST 24 U/L，ALT 26 U/L，ALP 186 U/L，γ-GTP 14 U/L，TP 6.3 g/dL，Alb 3.1 g/dL，BUN 14.1 mg/dL，Cr 0.56 mg/dL，Na 139 mEq/L，K 4.1 mEq/L，Cl 97 mEq/L，CRP 1.23 mg/dL．

＜感染症＞ CMV抗原：陰性，便培養：陰性，便中CD toxin：陰性．

＜画像所見＞ 大腸全体に中等度以上の浮腫，粘液ならびに自然出血を認めた（**図2**）．

症例❷のチェックリスト

内科的治療

抗TNF-α抗体製剤	☑ 中等症～重症例 ☑ ステロイド抵抗・依存例 ☑ 免疫調節薬で寛解維持困難例	☐ カルシニューリン阻害薬無効例 ☐ 免疫調節薬不耐例 ☑ 血球成分除去療法無効もしくは困難
インフリキシマブ	☑ 免疫調節薬投与可能 ☐ 自己注射拒否・困難例	☐ アダリムマブ二次無効例 ☐ 8週ごとの点滴が可能
アダリムマブ	☐ インフリキシマブ二次無効例 ☑ インフリキシマブ使用困難例	☐ 免疫調節薬不耐・拒否 ☑ 在宅自己注射希望
カルシニューリン薬	☑ 中等症～重症例（劇症） ☑ ステロイド抵抗・依存例 ☐ 免疫調節薬開始が可能 ☐ 抗TNF-α抗体製剤無効例	☑ 血球成分除去療法無効もしくは困難例 ☐ 血中濃度測定可能（入院もしくは頻回の来院が可能）
血球成分除去療法	☑ 5-ASA製剤不耐・無効例 ☑ ステロイド依存または抵抗例 ☑ 劇症例ではない	☐ 免疫抑制治療に副作用・不安がある（もしくは懸念される） ☐ 静脈確保と頻回の施行が可能

外科的治療→該当項目なし
補助療法

中心静脈栄養	☐ 重症，劇症例 ☐ 腸管安静が必要 ☐ 全身状態不良	☐ 栄養状態不良 ☐ 巨大結腸症の併発
プロバイオティクス	☑ 軽症～中等症 ☐ 補助療法	☐ 疑診例
抗菌薬	☑ 中等症～重症 ☐ 回腸嚢炎	☐ 感染症を合併する，もしくは疑われる症例

➡チェックの多い抗TNF-α抗体製剤（アダリムマブ）を選択した

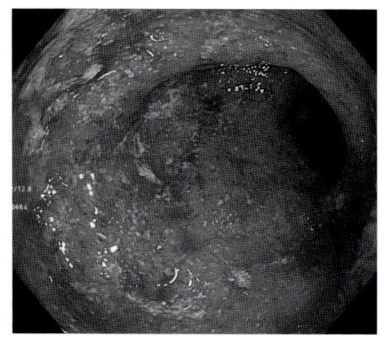

図2 ステロイド再開後の下部消化管内視鏡所見
カラーアトラス p.15 **7** 参照.

症例❷の対応

▶治療

以下の3種を併用して投与する.

- アダリムマブ（ヒュミラ®）を初回160 mg，初回投与2週間後に80 mg，初回投与4週間後以降は40 mgを2週に1回皮下注
- メサラジン（アサコール®）1回1,200 mg 1日3回
- アザチオプリン（イムラン®）1回50 mg 1日1回（継続）

▶無効の場合は？

　カルシニューリン阻害薬もしくは血球成分除去療法，あるいは両者の併用を選択する．

　本症例はすでに免疫調節薬による寛解維持に失敗した症例であるために，カルシニューリン阻害薬による寛解導入に成功したとしても中止後の維持に不安が残るが，アザチオプリンの用量が至適量になっているかを白血球数やMCV値を目安に再確認し，可能であれば増量する．

　カルシニューリン阻害薬に変更する場合，免疫調節薬，すでに投与された抗TNF-α抗体製剤と合わせ三重の免疫抑制になるため，感染症に注意が必要である（ST合剤の予防投与も検討する）．

　また内科的治療抵抗例として待機的外科手術についてもチェックが入ることになるため，手術も考慮する．

▶再燃した場合は？

　アダリムマブで寛解導入，維持継続中に再燃した場合，インフリキシマブに変更を試みるか，やはり同様にカルシニューリン阻害薬もしくは血球成分除去療法，あ

るいは両者の併用を行う．いずれの場合においても，アザチオプリンの用量が至適量になっているかを白血球数やMCV値を目安に再確認し，可能であれば増量しておく．

▶寛解の判断と維持療法への移行のタイミング

アダリムマブは160 mg→80 mg→40 mg順次隔週投与，インフリキシマブは5 mg/kgを0, 2, 6週と，寛解導入時には期間あたりの用量が徐々に減少するため，2〜3回目の投与までに効果が減弱する症例も存在する．反面，くり返し投与で効果が安定していく症例もあり，寛解導入の成否は約3カ月までに判断する．しかしながら重症例では早期の効果判定が重要であり，機を逸することなく1〜2週間以内に効果判定を行い一次無効として他治療に変更することも検討する．

▶患者・家族への説明

ステロイド依存後の抵抗例のため，主な選択肢となる抗TNF-α抗体製剤，カルシニューリン阻害薬について投与法，副作用について違いを説明した．そのうえで寛解導入の有効性について，直接比較のエビデンスはないが，おおむね同等程度と考えられていることを説明した．そのうえで，寛解導入後の維持困難が予想されることを最大の理由として，抗TNF-α抗体製剤が望ましいと思われることを説明した．抗TNF-α抗体製剤2製剤の特徴（主に投与方法の違い）を説明したところ，家庭の事情から，自己注射製剤を希望されたためにアダリムマブを選択した．

▶こんなときは専門医にコンサルト

一次無効と判断した場合，特に入院が必要になるような悪化傾向を認め，現在までの再燃の回数も多い場合，早期に専門医ならびに外科医にコンサルトする．本症例では外来治療が可能であったが，当初から入院を要するような状態であれば，再燃をくり返している症例では治療開始前から早めに連携を取っておくことが必要である．

文献

1) Faubion WA Jr1, et al：Gastroenterology, 121：255-260, 2001
2) Kobayashi T, et al：First trough level of infliximab at week 2 predicts future outcomes of induction therapy in ulcerative colitis-results from a multicenter prospective randomized controlled trial and its post hoc analysis. J Gastroenterol, 2015 [Epub ahead of print]
3) Gibson DJ, et al：Clin Gastroenterol Hepatol, 13：330-335, e1, 2015
4) Laharie D, et al：Lancet, 380：1909-1915, 2015

第3章 治療薬の導入・切り替えの考え方
§1 潰瘍性大腸炎

4 ステロイド抵抗性症例で抗TNF-α抗体製剤へ変更した後の見極め

山田哲弘

エキスパートはこう考える

　ステロイド抵抗性潰瘍性大腸炎における抗TNF-α抗体製剤の有効性は2005年Rutgeertsらにより報告され[1]，現在ではステロイド無効であった症例において用いられる中心的な薬剤となっている．わが国においては2010年にインフリキシマブ（IFX）が，2013年にはアダリムマブ（ADA）が保険収載され使用可能となり[2〜5]，いずれの適応もステロイドによる寛解導入治療が無効であった場合の治療法として位置付けられている．また，寛解導入が可能であった場合には，その後の維持療法として同薬剤を継続することができる利点をもつ．しかしながら現時点では治療開始前に効果を予測できないほか，治療継続の必要な期間や免疫調節薬との併用の是非についても明確な答えは出ていない．治療選択後においては適切な病状の見極め，モニタリングが必要となる．ステロイド抵抗性潰瘍性大腸炎に対し同様に用いられる免疫抑制薬（カルシニューリン阻害薬）に比べ，副作用は少ないとされるが，使用経過中の重篤な感染症発症や高齢者におけるうっ血性心不全・悪性疾患の懸念は念頭におかなければいけない．結核・B型肝炎のスクリーニングは投与前の必須項目である．寛解導入療法として治療反応が認められない一次無効や，寛解導入には成功したものの，その後の治療経過で再燃が認められる二次無効をきたすこともあり，治療有効性の見極めも重要となる．

候補となる薬剤・チェックリスト

カルシニューリン阻害薬 →p.82	☐ 中等症〜重症例（劇症） ☐ ステロイド抵抗・依存例 ☐ 免疫調節薬開始が可能 ☐ 抗TNF-α抗体製剤無効例	☐ 血球成分除去療法無効もしくは困難例 ☐ 血中濃度測定可能（入院もしくは頻回の来院が可能）
血球成分除去療法 →p.111	☐ 5-ASA製剤不耐・無効例 ☐ ステロイド依存または抵抗例 ☐ 劇症例ではない	☐ 免疫抑制治療に副作用・不安がある（もしくは懸念される） ☐ 静脈確保と頻回の施行が可能
待機手術 →p.116	☐ 劇症 ☐ 癌/dysplasia ☐ 長期ステロイド依存の軽症，中等症例	☐ 内科的治療抵抗例 ☐ 治療抵抗の腸管外合併症 ☐ 重篤な薬剤副作用

※手術は1つでも当てはまる場合は考慮する

症例でわかる治療の進め方

症例❶ 20代男性．IFX導入後，一次無効となった全大腸炎型症例

<現病歴>3年前発症の全大腸炎型潰瘍性大腸炎にて加療中．ステロイドおよび顆粒球・単球除去療法（GMA）にて過去に2度寛解導入既往があり，メサラジン維持投与されていたが，今回2週間前からの下痢，血便悪化をきたし，3回めの再燃と診断されプレドニン30 mg/日にて1週間前から加療している．

<既往歴>特記事項なし．

<内服薬>メサラジン4 g/日，プレドニン30 mg/日．

<身体所見>身長160 cm，体重50 kg，体温37.6℃，排便回数10行/日，下腹部を中心に圧痛を認める．眼瞼結膜貧血：なし．全身状態：やや不良．

<検査所見>CRP 9.98 mg/dL，TP 8.0 g/dL，Alb 4.0 g/dL，WBC 11,700/μL，Hb 13.9 g/dL，QFT（－）．
ツベルクリン反応：陰性．

<画像検査>3回め再燃時の下部消化管内視鏡所見は図1のようにびまん性の白苔を伴った表層潰瘍を散見．

<行った治療と経過>寛解導入療法として0，2，6週目にインフリキシマブ（IFX）5 mg/kg投与を行った．しかしながらCRPの改善は認められなかった．

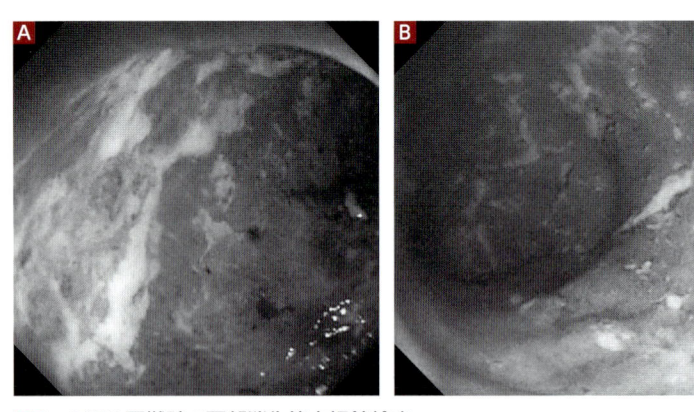

図1 3回め再燃時の下部消化管内視鏡検査
A：S状結腸　B：直腸
カラーアトラスp.15 ❽参照．

症例❶のチェックリスト

カルシニューリン阻害薬	☑ 中等症〜重症例(劇症) ☑ ステロイド抵抗・依存例 ☑ 免疫調節薬開始が可能 ☑ 抗TNF-α抗体製剤無効例	☐ 血球成分除去療法無効もしくは困難例 ☑ 血中濃度測定可能(入院もしくは頻回の来院が可能)	
血球成分除去療法	☑ 5-ASA製剤不耐・無効例 ☑ ステロイド依存または抵抗例 ☑ 劇症例ではない	☐ 免疫抑制治療に副作用・不安がある(もしくは懸念される) ☑ 静脈確保と頻回の施行が可能	
待機手術	☐ 劇症 ☐ 癌/dysplasia ☐ 長期ステロイド依存の軽症,中等症例	☑ 内科的治療抵抗例 ☐ 治療抵抗の腸管外合併症 ☐ 重篤な薬剤副作用	

※手術は1つでも当てはまる場合は考慮する

➡カルシニューリン阻害薬を選択

症例❶の対応

▶治療

●カルシニューリン阻害薬もしくは手術療法を検討

◆ タクロリムス 1回0.05 mg/kg 1日2回

IFXの初回投与や寛解導入療法にて臨床症状,CRP値の改善の得られない症例は,治療の変更を検討する.特に臨床的活動性が重症〜劇症である場合は,数日〜1週間を目安に手術療法を検討すべきであるほか,内科的治療の継続をする場合であっても外科医に連絡のうえカルシニューリン阻害薬(タクロリムス,シクロスポリン)の使用を検討する.タクロリムス経口投与であれば,トラフ値10〜15 ng/mL,シクロスポリン持続静注であれば,定常状態濃度で350〜450 ng/mLで治療を行う.この時期のステロイドの再増量は有効性・副作用の観点からも行うべきではない.また,周術期の副作用発現の観点から,可能な範囲でステロイドの減量を試みる.IFX頻回,短縮投与にて手術療法を回避できることもあるが,こちらについては現在の保険診療では範囲外となる.IFXの一次無効例としての見極めはなるべく早急に行うべきであると考える.

▶ 無効となった場合は？

　　　カルシニューリン阻害薬よる加療が無効であった場合は，手術療法を検討する．

▶ 再燃した場合は？

　　　カルシニューリン阻害薬による寛解導入療法にて，寛解もしくは有効であった場合，以後維持療法を行う．一般的には免疫調節薬（アザチオプリン，6-メルカプトプリン）による維持治療に切り替え，カルシニューリン阻害薬の減量および中止を試みる．カルシニューリン阻害薬の維持量（トラフ値5～10 μg/mL）に減量した際に再燃した場合は，再度治療量（トラフ値10～15 μg/mL）に増量し病状のコントロールを試みることもある．（保険適用外であり，高いトラフ値でのカルシニューリン阻害薬の長期使用の安全性も確立していない．）

　　　再燃時の重症度にもよるが，薬物治療による治療継続が困難と判断された場合は原則として手術療法を考慮する．

▶ 寛解の判断と維持療法への移行のタイミング

　　　寛解の判断については，臨床症状（下痢・腹痛・血便）の寛解・改善，内視鏡所見の改善を目安とする．CRPのすみやかな低下も有効性の判断の一助となる．判断の時期については臨床的重症度によっても異なるが，ステロイド抵抗例においてはできれば薬物の初回投与後1～2週間，すなわちIFXの2回目投与までには見極めを行いたい．

▶ 患者・家族への説明

　　　「ステロイドや抗TNF-α抗体製剤による治療が無効であるため，次なる治療を行っていきます．治療のオプションとしてはカルシニューリン阻害薬といって炎症のサイトカインを抑える強力な治療となります．副作用としては，早期には腎機能障害，振戦，感染症などが認められることがあります．この薬物治療によって反応が認められなかった場合には大腸全摘といって大腸を切除する手術療法が選択される可能性があります．」

▶ こんなときは専門医へコンサルト

　　　IFX初回投与もしくは寛解導入療法が無効であった場合，カルシニューリン阻害薬によって治療反応が認められなかった場合，感染症などの重篤な副作用が認められた場合，手術療法を検討する場合には専門医にコンサルトが必要と考えられる．二次無効例についても漫然と治療を継続すべきではなくコンサルトの対象となり得る．

症例❷ 50代男性．ADAで寛解導入後，二次無効となった左側大腸炎型症例

＜現病歴＞ 3年前診断の左側大腸炎型潰瘍性大腸炎にて加療されていた．ステロイド抵抗例であり，当院へ紹介となり，カルシニューリン阻害薬を用いて寛解導入を行った．免疫調節薬併用を行いながら維持治療を続けていたが，病状の再燃を認めた．

＜既往歴＞ 特記事項なし．

＜内服薬＞ アザチオプリン50 mg/日，メサラジン 3,600 mg/日．

＜身体所見＞ 身長 170 cm，体重 59 kg，便回数 10行/日，血便中等度，自発痛軽度，全身状態：軽度不良．

＜血液検査＞ CRP 2.97 mg/dL，TP 7.1 g/dL，Alb 4.0 g/dL，WBC 5,490/μL，Hb 11.0 g/dL．QFT（−）．
ツベルクリン反応：陰性．

＜画像検査＞ 再燃時の下部消化管内視鏡所見は図2のように広範囲の地図状潰瘍．

＜行った治療と経過＞ アダリムマブ（ADA）による寛解導入療法に引き続き，維持治療を行った．途中，臨床症状およびCRP，内視鏡所見の経時的改善を認めた（図3，図4）が，ADA維持治療を行うも，その後の経過で病状が再燃し二次無効となった．

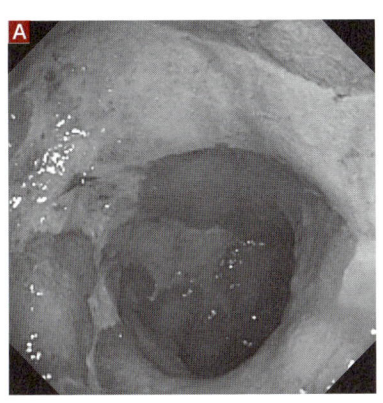

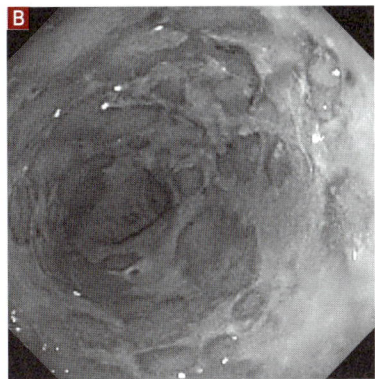

図2 ADA投与前の下部消化管内視鏡検査
A：S状結腸　B：直腸
カラーアトラスp.16 ❾ 参照．

症例❷のチェックリスト

カルシニューリン阻害薬 ✗	☑ 中等症～重症例（劇症） ☐ ステロイド抵抗・依存例 ☑ 免疫調節薬開始が可能 ☑ 抗TNF-α抗体製剤無効例	☐ 血球成分除去療法無効もしくは困難例 ☐ 血中濃度測定可能（入院もしくは頻回の来院が可能）
血球成分除去療法	☐ 5-ASA製剤不耐・無効例 ☐ ステロイド依存または抵抗例 ☐ 劇症例ではない	☐ 免疫抑制治療に副作用・不安がある（もしくは懸念される） ☐ 静脈確保と頻回の施行が可能
待機手術	☐ 劇症 ☐ 癌/dysplasia ☐ 長期ステロイド依存の軽症, 中等症例	☑ 内科的治療抵抗例 ☐ 治療抵抗の腸管外合併症 ☐ 重篤な薬剤副作用

➡ 第一は待機手術, 手術拒否の場合, 血球成分除去療法

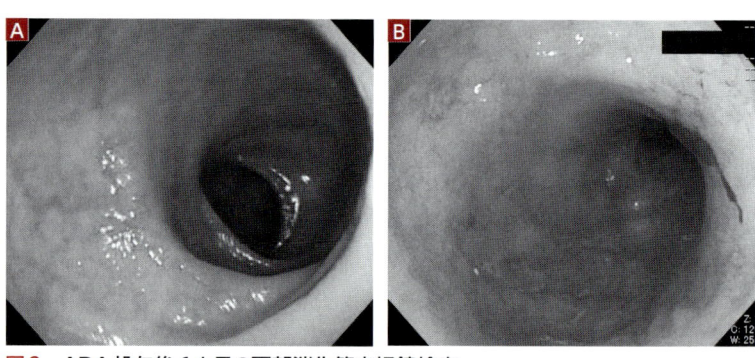

図3 ADA投与後6カ月の下部消化管内視鏡検査
A：S状結腸　B：直腸
カラーアトラスp.16 ⑩参照.

症例❷の対応

▶治療など

●待機手術もしくは血球成分除去療法を検討する

抗TNF-α抗体製剤の寛解導入に成功し，維持治療を行う経過で臨床的，内視鏡的再燃が認められた場合を二次無効として捉える．抗TNF-α抗体製剤の治療有効性が減弱する理由としてインフュージョンリアクションなどの免疫源性の問題，血

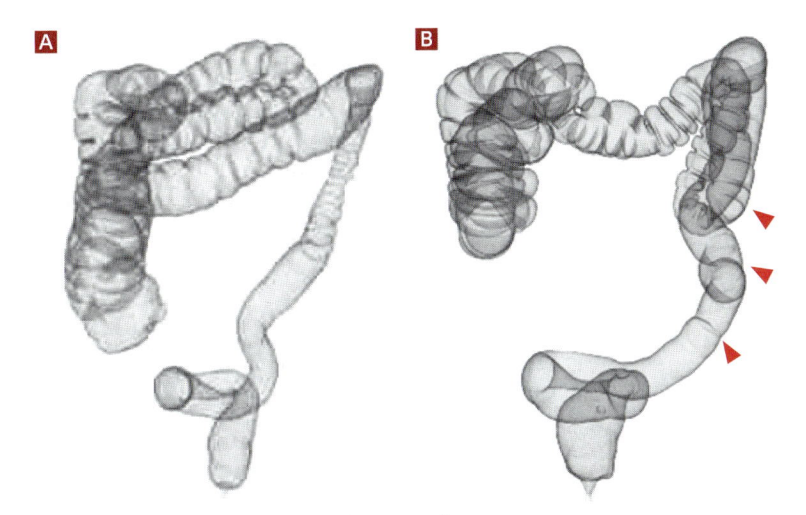

図4　ADA投与後6カ月のCT colonography
A：ADA治療前　B：ADA治療後6カ月
▶：狭窄の改善が認められた箇所

中濃度の低下，疾患活動性の上昇などを考える．インフュージョンリアクションが認められた場合には，投与前にステロイド投与を行うほか，免疫調節薬の併用を考える．それでも無効な場合には抗TNF-α抗体製剤の種類を変更する．抗TNF-α抗体製剤の無効例については，カルシニューリン阻害薬への変更を検討する．

　抗TNF-α抗体製剤の血中濃度については治療のモニタリングにおいて重要なウェートを占めると考えられるが，わが国では通常診療範囲で測定することはできない．抗TNF-α抗体製剤増量投与，期間短縮投与にて治療効果が改善することもあるがこちらに関しても保険診療範囲外である．疾患活動性の評価についても海外で報告されている便中カルプロテクチンやラクトフェリンなどの侵襲性の少ない指標は測定できないため，適宜，内視鏡検査につき検討が必要なほか，CRPにより炎症活動性評価を行う．ただ，わが国より有用性が報告されている便中ヘモグロビン定量法については簡便かつ安価な病状モニタリングの手法として普及する可能性がある．それらの疾患活動性評価を元に抗TNF-α抗体製剤治療が継続できるか，変更すべきかを検討する．

　アダリムマブを投与した場合においてもIFXを投与したときと同様に治療の有効性（一次無効，二次無効），無効時の治療変更のタイミングは症例①で解説した通りと考える．IFX治療との相違点としては免疫調節薬との併用であり，併用効果については維持治療において明確なエビデンスは得られていない．潰瘍性大腸炎においてはADAとIFXのどちらを選択すべきかデータが少ないほか，ADA無効例から

のIFXへのスイッチについても考慮されるべきではあるが，有効性についての明らかなデータはない．

　本症例においてはカルシニューリン阻害薬の治療歴，再燃歴があり，抗TNF-α抗体製剤による二次無効に陥ったため治療の変更が必要である．原則手術療法を検討すべきだが，手術療法の拒否があった場合には有効性機序の異なるとされる血球成分除去療法を試みる選択肢もないわけではない．ただし，病状の見極めは重要となり治療変更や介入の安易な先送りは望ましくないと考える．

▶患者・家族への説明

　「ステロイドやカルシニューリン阻害薬，抗TNF-α抗体製剤による治療によっても再燃を抑制できていないため，原則手術療法の適応となります．大腸全摘といって大腸を切除する方法です．ほかの治療の選択肢としては血球成分除去療法といって薬物治療でない治療が挙げられますが，治療有効性を早期に見極めていく必要があると思われます．」

▶こんなときは専門医へコンサルト

　抗TNF-α抗体製剤の二次無効が認められた時点，感染症などの重篤な副作用が認められた時点，手術療法の可能性が出てきた時点ですみやかに専門医へのコンサルトが必要と考えられる．二次無効例においては漫然と治療を継続すべきではなくコンサルトの対象である．

文献
1) Rutgeerts P, et al：N Engl J Med, 353：2462-2476, 2005
2) Reinisch W, et al：Gut, 60：780-787, 2011
3) Panaccione R, et al：Gastroenterology, 146：392-400, 2014
4) Sandborn WJ, et al：Gastroenterology, 142：257-265, 2012
5) Suzuki Y, et al：J Gastroenterol, 49：283-294, 2014

第3章 治療薬の導入・切り替えの考え方

§1 潰瘍性大腸炎

5 ステロイド抵抗性症例でカルシニューリン阻害薬へ変更した後の見極め

井上拓也, 柿本一城, 樋口和秀

エキスパートはこう考える

　本項ではステロイド抵抗性症例にカルシニューリン阻害薬（タクロリムス, シクロスポリン）を使用したあとの見極めについて述べる（シクロスポリンは保険適用外のためタクロリムスを中心に記載）．タクロリムスは腸管からの吸収に優れ，食事摂取により吸収が阻害されるので，ステロイド抵抗性で入院加療の際には絶食による管理が望ましい．可能な限りすみやかに高トラフ（10〜15 ng/mL）に保つことを目標として管理することで，通常2週間以内に改善を認める（難治性潰瘍性大腸炎に対し，2週間以内に68.4%の症例で改善を認める[1]）．このため，ステロイド抵抗性症例にタクロリムスを使用した場合，2週間以内に治療反応性を見極め，反応性を認めない（non responder）であると判断した際には躊躇なく外科的加療に踏み切る姿勢を怠ってはならない．いわゆる"二次治療"として抗TNF-α抗体製剤に切り替える手段もあるが，non responderの場合は抗TNF-α抗体製剤に対する反応性も良好でないことが多く，急性期であることを考えると手術の時期を逸する可能性もあり，慎重であるべきである[2]．

　タクロリムスの投与で臨床的に反応性を認め（responder），急性期に内科的加療にて軽快した場合，二度目の見極めはタクロリムスによる寛解導入療法から寛解維持療法への切り替えの際に行われる．タクロリムスによる長期寛解維持成績の報告が少なく，また，長期投与では腎機能傷害などの副作用が現れることを念頭において，すみやかに免疫調節薬の併用を検討すべきである．タクロリムスにより寛解導入し，その後タクロリムスの漸減中に再燃をきたした場合はすでにステロイドによる治療に抵抗性を示す症例であるために，タクロリムスによる寛解再導入を試み，抗TNF-α抗体製剤や血球成分除去療法を併用しタクロリムスの減量を検討すべきと考えらえる．

チェックリストは次頁

候補となる薬剤・チェックリスト

抗TNF-α抗体製剤 →p.73	☐ 中等症〜重症例 ☐ ステロイド抵抗・依存例 ☐ 免疫調節薬で寛解維持困難例 ☐ 免疫調節薬不耐例	☐ カルシニューリン阻害薬無効例 ☐ 血球成分除去療法無効もしくは困難
血球成分除去療法 →p.111	☐ 5-ASA製剤不耐・無効例 ☐ ステロイド依存または抵抗例 ☐ 劇症例ではない	☐ 免疫抑制治療に副作用・不安がある（もしくは懸念される） ☐ 静脈確保と頻回の施行が可能
待機手術 →p.116	☐ 劇症 ☐ 癌/dysplasia ☐ 長期ステロイド依存の軽症, 中等症例	☐ 内科的治療抵抗例 ☐ 治療抵抗の腸管外合併症 ☐ 重篤な薬剤副作用

※手術は1つでも当てはまる場合は考慮する

症例でわかる治療の進め方

症例❶　50代男性．タクロリムス減量中に悪化した症例

<現病歴>5年前発症の潰瘍性大腸炎全大腸炎型症例であり，ステロイドにより寛解導入を行った．以後外来通院となっていたが，1年前に再燃のため当科入院，再度ステロイドを使用し寛解導入療法を試みたが抵抗例であったため，タクロリムスを併用し，寛解導入し得た．その後緩徐にステロイド漸減・中止，外来通院にてタクロリムスを漸減中に下痢・鮮血便を認め当科外来受診となった．仕事が忙しく頻回な外来通院が困難である．

<既往歴>アザチオプリンによる急性膵炎．

<内服薬>ペンタサ® 4,000 mg/日，ミヤBM® 120 mg/日，フォイパン® 600 mg/日，プログラフ® 1 mg/日．

<身体所見>排便回数4〜5行/日（下痢状，新鮮血液混入），排便時の腹痛．Lichtiger CAI 8点．

<血液検査>TP 6.6 g/dL，Alb 3.6 g/dL，AST 22 U/L，ALT 25 U/L，CRP 0.63 mg/dL，CRE 1.04 mg/dL，WBC 11,490/μL，RBC 439×10^4/μL，Hb 14.1 g/dL，Plt 23.2×10^4/μL．

<画像検査>下部消化管内視鏡検査：左側大腸を中心に血管透見の消失，浮腫状変化，びらん，小潰瘍を認める．

症例❶の対応

▶治療

- アダリムマブ（ヒュミラ®）初回160 mg/回，2週後80 mg/回，4週以降は40 mg/回を2週ごとに皮下注

▶無効の場合は？

無効となった場合は，血球成分除去療法や同じ抗TNF-α抗体製剤である，インフリキシマブ（レミケード®）への変更を試みることも可能であるが，相対的な手術適応であることも認識する必要がある．

▶寛解の判断と維持療法への移行のタイミング

内視鏡的に粘膜治癒を確認した後にタクロリムス（プログラフ®）を中止，ヒュミラ®による維持療法を試みる．

症例❶のチェックリスト

抗TNF-α抗体製剤	☑ 中等症〜重症例 ☑ ステロイド抵抗・依存例 ☑ 免疫調節薬で寛解維持困難例 ☑ 免疫調節薬不耐例		☑ カルシニューリン阻害薬無効例 ☐ 血球成分除去療法無効もしくは困難	
インフリキシマブ	☐ 免疫調節薬投与可能 ☐ 自己注射拒否・困難例		☐ アダリムマブ二次無効例 ☐ 8週ごとの点滴が可能	
アダリムマブ	☐ インフリキシマブ二次無効例 ☐ インフリキシマブ使用困難例		☑ 免疫調節薬不耐・拒否 ☑ 在宅自己注射希望	
血球成分除去療法	☑ 5-ASA製剤不耐・無効例 ☑ ステロイド依存または抵抗例 ☑ 劇症例ではない		☐ 免疫抑制治療に副作用・不安がある（もしくは懸念される） ☐ 静脈確保と頻回の施行が可能	
待機手術	☐ 劇症 ☐ 癌/dysplasia ☑ 長期ステロイド依存の軽症，中等症例		☐ 内科的治療抵抗例 ☐ 治療抵抗の腸管外合併症 ☐ 重篤な薬剤副作用	

➡チェックの多い抗TNF-α抗体製剤（アダリムマブ）を選択

▶患者・家族への説明

　抗TNF-α抗体製剤の使用について，以下のように説明する．
　「ステロイド抵抗例で頻回の再燃があり，かつタクロリムスによるクレアチニン値の上昇がみられます．そのため，抗TNF-α抗体製剤を使用しタクロリムスの減量・中止を試みることが治療の第一選択として考えられます」
　抗TNF-α抗体製剤投与中は感染症に注意しながら慎重に使用いたします．
　そして，抗TNF-α抗体製剤を使用しても寛解導入が困難な場合は待機的な手術も治療法の一つとして検討する必要があるでしょう．

症例❷ 30代女性．タクロリムス減量中に悪化した症例

<現病歴>潰瘍性大腸炎全大腸炎型．外来にて5-ASA製剤内服加療となっていたが増悪し入院．ステロイド治療に抵抗性を示したためにタクロリムス投与となり，軽快した．ステロイドを漸減し退院となった．その後，外来にてステロイド中止可能となり，1カ月前よりアザチオプリンが開始された．しかし，タクロリムス減量に伴い再び血便を認めるようになった．

<既往歴>特記事項なし．

<内服薬>ペンタサ® 4,000 mg/日，ミヤBM® 120 mg/日，イムラン® 50 mg/日，プログラフ® 12 mg/日，アクトネル® 17.5 mg/回（1回/週），バクタ®配合錠 2g/回（2回/週）．

<身体所見>排便回数6行/日（ときおり新鮮血液混入），排便時の腹痛，Lichtiger CAI 5～6点．

<血液検査>TP 6.2 g/dL，Alb 3.6 g/dL，AST 36 U/L，ALT 49 U/L，CRP 0.05 mg/dL，Cr 0.95 mg/dL，WBC 3,270/μL，RBC 299×10^4/μ，Hb 8.8 g/dL，Plt 22.5×10^4/μL．

<画像検査>下部消化管内視鏡検査：全大腸にわたり潰瘍瘢痕が散見される．また，左半結腸中心に血管透見消失および小びらんが散見される．

症例❷のチェックリスト

抗TNF-α抗体製剤	☑ 中等症〜重症例 ☑ ステロイド抵抗・依存例 ☑ 免疫調節薬で寛解維持困難例 ☐ 免疫調節薬不耐例	☑ カルシニューリン阻害薬無効例 ☐ 血球成分除去療法無効もしくは困難	
血球成分除去療法	☑ 5-ASA製剤不耐・無効例 ☑ ステロイド依存または抵抗例 ☑ 劇症例ではない	☐ 免疫抑制治療に副作用・不安がある（もしくは懸念される） ☑ 静脈確保と頻回の施行が可能	
待機手術	☐ 劇症 ☐ 癌/dysplasia ☐ 長期ステロイド依存の軽症，中等症例	☐ 内科的治療抵抗例 ☐ 治療抵抗の腸管外合併症 ☐ 重篤な薬剤副作用	

➡同数になるが、血球成分除去療法を選択

症例❷の対応

▶治療
- 血球成分除去療法週2回を5週間,計10回

▶無効の場合は？
　抗TNF-α抗体製剤の使用も検討することも可能であるが,相対的な手術適応であることも認識する必要がある（第3章§1-6参照）.

▶寛解の判断と維持療法への移行のタイミング
　臨床的に寛解を確認しながら緩徐にタクロリムス（プログラフ®）を減量し,内視鏡的に粘膜面の評価を行いながらアザチオプリン（イムラン®）による維持療法へ移行することが望ましい.

▶患者・家族への説明
　タクロリムスの減量について,以下のように説明する.
　「ステロイド抵抗例のため,タクロリムスを使用したところ軽快しました.ステロイドも離脱することができました.しかし,アザチオプリンを併用し,タクロリムス減量を試みたのですが減量に伴い再燃傾向がみられます.アザチオプリンの効果発現までの間,補助的な療法として血球成分除去療法を併用し,タクロリムスの減量を試みることが治療の選択肢として考えられます」

文献
1) Ogata H, et al：Gut, 55：1255-1262, 2006
2) Tsukamoto H, et al：Eur J Gastroenterol Hepatol, 25：714-718, 2013

第3章　治療薬の導入・切り替えの考え方

§1　潰瘍性大腸炎

6　ステロイド抵抗性症例で血球成分除去療法を行った後の見極め

遠藤克哉，諸井林太郎

■ エキスパートはこう考える

　ステロイド抵抗例のうち血球成分除去療法の特によい適応となるのは，重症度が高くない中等症の症例である．顆粒球除去療法（GMA）と白血球除去療法（LCAP）があるが，両者の選択基準に一定の見解はなく，いずれを選択してもよい．血球成分除去療法は週2回施行が週1回施行に比べ治療効果が高いことが証明されており[1]，現在，週2回以上の頻度で施行する intensive therapy も保険適用されている．治療効果を早期に判定するためには intensive therapy が有利であり，重症度がより高い場合には intensive therapy が特に推奨される．

▶血球成分除去療法開始後の対応

　血球成分除去療法開始後は，約5回終了した時点を目安に，症状，内視鏡所見の変化を参考に治療反応性を見極めるとよい．5回終了時点で寛解を達成できた場合には，ステロイドは漸減中止とし，5-ASA製剤や免疫調節薬による寛解維持療法に移行する（症例①参照）．また5回終了時点で寛解に至らないものの改善を認める場合には血球成分除去療法の追加施行を考慮する（中等症は合計10回，重症・劇症例は計11回まで保険適用がある）．一方，5回終了時点あるいはそれ以前に明らかに増悪傾向の場合や，重症例で不変の場合には治療変更を考えるべきである．

▶無効の場合の一手

　血球成分除去療法が無効または効果不十分であった場合，次の内科的治療の選択肢として，抗TNF-α抗体製剤（インフリキシマブ，アダリムマブ），カルシニューリン阻害薬（タクロリムス，シクロスポリン）があげられる（症例②参照）．抗TNF-α抗体製剤は寛解導入に連続して寛解維持にも用いられるため，免疫調節薬無効例・不耐例に有利である．タクロリムスは寛解導入に向くが，保険適用となる投与期間の3カ月以降の寛解維持は通常免疫調節薬で行う．シクロスポリン持続静注は主に重症例が対象となるが，保険適用はなく，専門施設で行うべき治療である．なお，これらの内科的治療は，外科と連携して手術適応の有無を十分検討したうえで行うことが肝要である．安易に内科的治療を続行することで手術のタイミングを逃さないよう留意すべきである．

チェックリストは次頁▶

候補となる薬剤・チェックリスト

導入療法

抗TNF-α抗体製剤 →p.73	☐ 中等症〜重症例 ☐ ステロイド抵抗・依存例 ☐ 免疫調節薬で寛解維持困難例 ☐ 免疫調節薬不耐例	☐ カルシニューリン阻害薬無効例 ☐ 血球成分除去療法無効もしくは困難
カルシニューリン阻害薬 →p.82	☐ 中等症〜重症例（劇症） ☐ ステロイド抵抗・依存例 ☐ 免疫調節薬開始が可能 ☐ 抗TNF-α抗体製剤無効例	☐ 血球成分除去療法無効もしくは困難例 ☐ 血中濃度測定可能（入院もしくは頻回の来院が可能）

維持療法

5-ASA製剤（経口） →p.46	☐ 本剤による寛解導入例 ☐ 軽症〜中等症例	☐ 本剤不耐例ではない ☐ 長期安定例
免疫調節薬 →p.66	☐ 寛解導入後早期に再燃 ☐ 5-ASA製剤で寛解維持困難例 ☐ 5-ASA製剤不耐例 ☐ ステロイド依存例	☐ カルシニューリン阻害薬による寛解導入後 ☐ 禁忌となる背景なし ☐ 抗TNF-α抗体製剤単独で二次無効例

症例でわかる治療の進め方

症例❶ 30代男性．血球成分除去療法が奏功した症例

＜現病歴＞ 2年前に左側大腸炎型の潰瘍性大腸炎を発症した．5-ASA製剤での寛解維持療法中に血便，腹痛出現し，再燃と診断された．プレドニゾロン40 mg/日にて寛解導入療法を開始したが効果なく，ステロイド抵抗性と判断し，週1回の施行頻度でGMAを開始した．GMA開始10回で臨床症状はほぼ消失した．

＜既往歴＞ 特記事項なし．

＜内服薬＞ 5-ASA製剤（ペンタサ®）4 g/日，酪酸菌製剤（ミヤBM®細粒）3 g/日，プレドニゾロン（プレドニン®）30 mg/日，エソメプラゾール（ネキシウム®）20 mg/日，アレンドロン酸ナトリウム（ボナロン®）35 mg/週．

＜身体所見＞ 体温36.7℃，左下腹部に軽度の圧痛を認める．排便：2行/日，有形便だが血液付着を認める．

＜血液検査＞ GMA10回終了後：WBC 5,020/μL，RBC 513×10⁴/μL，Hb 15.8 g/dL，Plt 19.6×10⁴/μL，TP 7.3 g/dL，Alb 4.1 g/dL，CRP 0.01 mg/dL，ESR 5 mm．

＜画像所見＞ GMA施行前は内視鏡的に中等症であった（図1）が，10回施行後には内視鏡的寛解となった（図2）．GMAが奏功し寛解が得られたため寛解維持療法への移行を考える．

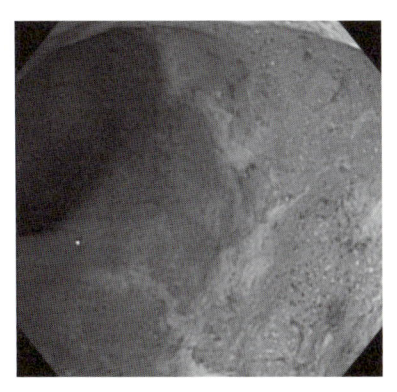

図1　GMA施行前の内視鏡所見（直腸）
血管透見像が消失し，発赤，膿汁付着，軽度の自然出血を認める中等症の所見．
カラーアトラスp.17 ⓫参照．

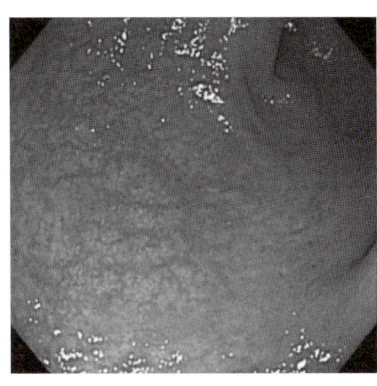

図2　GMA 10回施行後の内視鏡所見
血管透見像が回復し，ほぼ寛解の所見．
カラーアトラスp.17 ⓬参照．

症例❶のチェックリスト

維持療法

5-ASA製剤 (経口)	☑ 本剤による寛解導入例 ☑ 軽症～中等症例	☐ 本剤不耐例ではない ☐ 長期安定例
免疫調節薬	☐ 寛解導入後早期に再燃 ☑ 5-ASA製剤で寛解維持困難例 ☐ 5-ASA製剤不耐例 ☐ ステロイド依存例 ☐ カルシニューリン阻害薬による寛解導入後	☑ 禁忌となる背景なし ☐ 抗TNF-α抗体製剤単独で二次無効例

➡ チェックは同数であるが，本症例では5-ASA製剤（経口）を選択

症例❶の対応

▶ 治療

　本症例はステロイド抵抗性と判断し，週1回のペースでGMAを行った．GMA5回終了時点で血便の減少がみられ，効果ありと考えられたため，合計10回まで施行し寛解が得られた．ステロイドは漸減中止とし，5-ASA製剤による寛解維持療法に移行した．患者希望により5-ASA製剤のみで寛解維持としたが，一般的にはこのような症例では免疫調節薬を維持に用いてもよい．

▶ 無効の場合・再燃した場合は？

　5-ASA製剤による寛解維持療法が無効で再燃した場合，再び寛解導入療法を試みる．本症例は血球成分除去療法が著効した既往があるため，ステロイドなど薬物療法による寛解導入治療への反応性が悪い場合には，積極的に血球成分除去療法を考慮するとよい．

▶ 寛解の判断と維持療法への移行のタイミング

　寛解の判断は臨床症状に加え，内視鏡所見も加味して行う．本症例のようにGMAで粘膜治癒が得られた場合には予後がよいことが知られている[2]．

▶ 患者・家族への説明

　血球成分除去療法のメリットと施行後の方針について以下のように説明する．
「血球成分除去療法は薬物療法と比較し，副作用が少ないことが大きな利点です．

効果の出方には個人差があるため，5回施行後を目安に治療への反応性を確認し，効果がある場合には続行，ない場合には別の治療法に変更します．寛解が得られた場合には5-ASA製剤や免疫調節薬で寛解維持を行います．」

▶こんなときは専門医へコンサルト

血球成分除去療法を5回程度施行しても効果がない，または不十分な場合には，治療変更を検討する必要があるため，専門医にコンサルトする．

症例❷ 60代男性．血球成分除去療法が無効であった症例

<現病歴>1年前に全大腸炎型の潰瘍性大腸炎を発症した．5-ASA製剤による寛解維持療法中に便回数の増加，下痢便が出現し，再燃と診断した．プレドニゾロン40 mg/日で寛解導入療法開始したが効果なく，ステロイド抵抗性と判断し，週2回のペースでintensive GMA療法を開始した．GMA5回施行の時点で症状の若干の改善がみられ，全身状態も比較的良好であったため，6回目以降もGMAを継続した．GMA合計10回施行するも臨床的な症状の改善はみられなかった．

<既往歴>特記事項なし（結核・悪性疾患・B型肝炎の合併・既往なし）．

<内服薬>5-ASA製剤（アサコール®）3.6 g/日，プレドニゾロン（プレドニン®）20 mg/日，エソメプラゾール（ネキシウム®）20 mg/日，酪酸菌製剤（ミヤBM®細粒）3 g/日，ポリカルボフィル（コロネル®）1.5 g/日，アレンドロン酸ナトリウム（ボナロン®）35 mg/週．

<身体所見>体温36.4℃，下腹部に軽度の圧痛を認める．排便：10回/日，水様性下痢便（血便なし）．

<血液検査>GMA10回終了後：WBC 7,280/μL，RBC 430×10⁴/μL，Hb 12.9 g/dL，Plt 26.3×10⁴/μL，TP 6.5 g/dL，Alb 3.6 g/dL，CRP 0.38 mg/dL，ESR 34 mm．

<画像所見>GMA施行前は内視鏡的に中等症であった（図3）．
intensive GMA10回施行後の症状，内視鏡所見ともに改善なく（図4），次の治療を選択する必要がある．

症例❷のチェックリスト

導入療法

抗TNF-α抗体製剤	☑ 中等症～重症例	☐ カルシニューリン阻害薬無効例
	☑ ステロイド抵抗・依存例	☑ 血球成分除去療法無効もしくは困難
	☐ 免疫調節薬で寛解維持困難例	
	☐ 免疫調節薬不耐例	
カルシニューリン阻害薬	☑ 中等症～重症例（劇症）	☑ 血球成分除去療法無効もしくは困難例
	☑ ステロイド抵抗・依存例	☑ 血中濃度測定可能（入院もしくは頻回の来院が可能）
	☑ 免疫調節薬開始が可能	
	☐ 抗TNF-α抗体製剤無効例	

➡ チェックの多いカルシニューリン阻害薬を選択

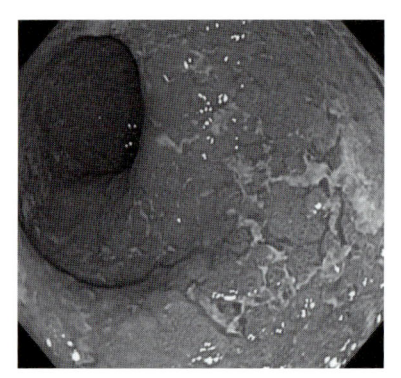

図3 GMA施行前の内視鏡所見（直腸）
血管透見像が消失し，発赤，浅い潰瘍，膿汁付着，軽度の自然出血を認める中等症の所見．カラーアトラスp.17⓭参照．

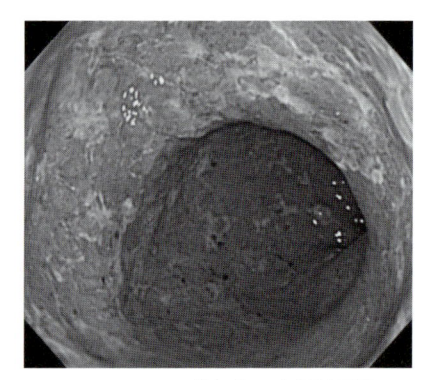

図4 GMA 10回施行後の内視鏡所見
GMA開始前と比べほぼ不変であった．
カラーアトラスp.17⓮参照．

症例❷の対応

▶治療
- ステロイド抵抗性と判断し，GMAを計10回行ったが無効であった．手術適応について外科と相談し内科的治療を継続する方針となり，次の治療薬としてタクロリムスを選択した．

▶無効な場合・再燃した場合は？
- タクロリムスが無効な場合，第3章§1-5を参照．

▶寛解の判断と維持療法への移行のタイミング
- GMA施行後には臨床症状と下部消化管内視鏡による評価を行う．本症例のように集中的な血球成分除去療法を行っても効果がない場合には早期に別の寛解導入療法を考慮する必要がある．

▶患者・家族への説明，こんなときは専門医へコンサルト
- 症例①を参照のこと．

文献
1) Sakuraba A, et al：Am J Gastroenterol, 104：2990-2995, 2009
2) Yamamoto T, et al：Inflamm Bowel Dis, 16：1905-1911, 2010

第3章　治療薬の導入・切り替えの考え方

§1　潰瘍性大腸炎

7　寛解後の維持療法をどうするか

吉田篤史

エキスパートはこう考える

　潰瘍性大腸炎の寛解維持療法においては，5-ASA製剤が基本と考えられる．5-ASA製剤で寛解維持するためには5-ASA製剤の局所療法併用や1日内服量・服用回数など投与方法を工夫して，大腸の5-ASA製剤粘膜内濃度を最大限に保つことが重要である．5-ASA製剤による臨床的寛解維持のみならず，長期的な粘膜治癒および発癌予防効果も期待できる．

　それでも5-ASA製剤寛解維持困難例，ステロイド離脱困難症例，ステロイド依存症例の場合は免疫調節薬や抗TNF-α抗体製剤の寛解維持療法を行う場合がある．

　また抗TNF-α抗体製剤やカルシニューリン阻害薬を導入するような潰瘍性大腸炎症例は重症・難治である場合も多い．たとえ寛解維持療法に移行したとしても，早期再燃や慢性持続型になる場合があり，外科的治療の選択肢も考慮して外科医と連携しながら治療にあたる必要がある．

候補となる薬剤・チェックリスト

5-ASA製剤（経口） →p.46	☐ 本剤による寛解導入例 ☐ 軽症〜中等症例	☐ 本剤不耐例ではない ☐ 長期安定例
5ASA製剤／副腎皮質ステロイド（局所療法） →p.53	☐ 主としてS状結腸より遠位の炎症 ☐ 導入時に局所療法が有効	☐ 再燃しやすい ☐ 腸管内に薬剤保持が可能
免疫調節薬 →p.66	☐ 寛解導入後早期に再燃 ☐ 5-ASA製剤で寛解維持困難例 ☐ 5-ASA製剤不耐例 ☐ ステロイド依存例	☐ カルシニューリン阻害薬による寛解導入後 ☐ 禁忌となる背景なし ☐ 抗TNF-α抗体製剤単独で二次無効例
抗TNF-α抗体製剤 →p.73	☐ 本剤による寛解導入例	

症例でわかる治療の進め方

症例❶ 20代女性．プレドニゾロンで寛解導入した症例

<現病歴>3カ月前に下痢，下血で精査され左側大腸炎型と診断された．Mayoスコア8点で中等症であることから5-ASA製剤4g/日開始も寛解導入に至らず，プレドニゾロン40 mg/日に移行し臨床的寛解になる．

<既往歴>特記事項なし．

<内服薬>プレドニゾロンは漸減され臨床的寛解時には離脱し，5-ASA製剤（ペンタサ®）2 g/日を寛解維持投与されている．

<身体所見>血圧108/77 mmHg，脈拍60/分（整），体温36.5℃．
眼瞼結膜：貧血なし，黄疸なし．
腹部：軟，平坦，圧痛なし，腸蠕動音亢進なし，腹膜刺激症状なし．
直腸診：肛門病変なし．

<血液検査>WBC 6,500（Neutro 65 %，Lymph 30 %，Eosino 0.2%，Baso 0.8%），Hb 12.2，Plt 278×10^3，MCV 95，AST 20，ALT 18，T-Bil 0.5，Cre 0.8，BUN 18，Glu 120，CRP 0.05．

<画像所見>

下部消化管内視鏡検査にて大腸全域にわたり，粘膜の血管透見像が認められた．遠位大腸に一部，粘膜内出血を伴う細顆粒状粘膜を認めMayo内視鏡サブスコア1点と考えられた（図1）．

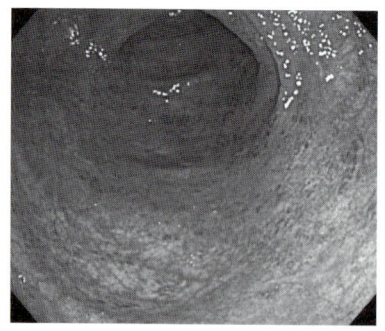

図1 5-ASA製剤導入後，臨床的寛解時の下部消化管内視鏡検査
カラーアトラスp.17 ⓯参照．

症例❶のチェックリスト

5-ASA製剤（経口）	☑ 本剤による寛解導入例 ☑ 軽症～中等症例	☐ 本剤不耐例ではない ☐ 長期安定例
5ASA製剤／副腎皮質ステロイド（局所療法）	☑ 主としてS状結腸より遠位の炎症 ☐ 導入時に局所療法が有効	☐ 再燃しやすい ☑ 腸管内に薬剤保持が可能
免疫調節薬	☐ 寛解導入後早期に再燃 ☐ 5-ASAで寛解維持困難 ☐ 5-ASA不耐例 ☐ ステロイド依存例	☐ カルシニューリン阻害薬による寛解導入後 ☑ 禁忌となる背景なし ☐ 抗TNF-α抗体製剤単独で二次無効
抗TNF-α抗体製剤	☐ 本剤による寛解導入例	

➡ チェックの多い5-ASA製剤（経口）および5ASA製剤／副腎皮質ステロイド（局所療法）を選択

症例❶の対応

▶治療

- 寛解維持療法として5-ASA製剤（ペンタサ®またはアサコール®）2 g/日を中心に（1.5 g/日～2.4 g/日），1日1回～1日3回投与で開始.
- 本症例は臨床的寛解でも遠位大腸で炎症が残存しており（図1），排便時に少量の血液が便に付着し有症状であるため，局所療法である5-ASA製剤（ペンタサ®）注腸1 g/日もしくは5-ASA製剤（ペンタサ®）坐剤1 g/日の併用を行う.

▶無効の場合は？

- 原因としては5-ASA製剤の不耐例が隠れていることに注意が必要である．頻度は少ないもののプレドニゾロン併用時は5-ASA製剤アレルギーがマスクされるケースに，日常診療で遭遇する．
- 5-ASA製剤不耐の場合および5-ASA製剤寛解導入後早期再燃の場合は，チェックリストから免疫調節薬の導入を選択する．

▶再燃した場合は？

- 5-ASA製剤維持投与量の減量に伴う再燃であれば投与量を増量する．エビデンスレベルでは5-ASA製剤維持投与量が高用量（2～4 g/日）であるほど寛解維

持効果が高いことも知られている[1)2)].
- 5-ASA製剤で寛解維持無効例なら，チェックリストから免疫調節薬の導入を選択する．

▶ 寛解の判断と維持療法への移行のタイミング

- 一般的には臨床的寛解（Mayoスコア0～2点）で寛解と判断され維持療法へ移行される．
- 最近では内視鏡検査で粘膜治癒を確認した内視鏡的寛解が完全寛解といわれている[3)]．しかし粘膜治癒についての見解が日本と欧米で差異があり，Mayo内視鏡サブスコア0なら申し分ないが，Mayo内視鏡サブスコア1の場合に維持療法を強化するのかどうか未だ議論のあるところである．

▶ 患者・家族への説明

- 5-ASA製剤投与にて症状が消失しても内服を長期間継続する必要がある．
- アドヒアランスが良く飲み忘れしなければ，再燃する可能性が低くなる．
- 5-ASA製剤は1日1回～3回のうち飲みやすい回数で飲むのがよい．なお1日投与量が同じであれば効果および有害事象は変わらない[2)]．
- 5-ASA製剤には潰瘍性大腸炎の発癌抑制効果があるとも言われている．潰瘍性大腸炎患者は健常者と比較して大腸癌のリスクが高いことも説明する[3)]．

▶ こんなときは専門医へコンサルト

- 免疫調節薬を導入するときや維持療法中に中等症以上の再燃をした場合．
- 患者が妊娠した場合や重症感染症を合併した場合．

症例❷　40代男性．タクロリムスで寛解導入した症例

＜現病歴＞1年前に下血，腹痛で入院．全大腸炎型と診断されプレドニゾロン導入も寛解に至らず，重症例であったことから，タクロリムス（プログラフ®）にて寛解導入された．タクロリムスは3ヵ月間投与され終了．5-ASA製剤（アサコール®）3.6 g/日内服にて寛解維持療法を行っていたが，数ヵ月前より再燃しタクロリムス再導入で寛解となる．

＜既往歴＞特記事項なし．

＜内服薬＞5-ASA製剤 3.6 g/日，タクロリムス10 mg/日（血中トラフ濃度15 ng/mL）．

＜身体所見＞血圧110/60 mmHg．脈拍60/分（整）．体温36.7℃．
眼瞼結膜：貧血なし，黄疸なし．

症例❷のチェックリスト

5-ASA製剤（経口）	☐ 本剤による寛解導入例 ☐ 軽症〜中等症例	☐ 本剤不耐例ではない ☐ 長期安定例	
5ASA製剤／副腎皮質ステロイド （局所療法）	☐ 主としてS状結腸より遠位の炎症 ☐ 導入時に局所療法が有効	☑ 再燃しやすい ☐ 腸管内に薬剤保持が可能	
免疫調節薬	☑ 寛解導入後早期に再燃 ☑ 5-ASAで寛解維持困難 ☐ 5-ASA不耐例 ☐ ステロイド依存例	☑ カルシニューリン阻害薬による寛解導入後 ☑ 禁忌となる背景なし ☐ 抗TNF-α抗体製剤単独で二次無効	
抗TNF-α抗体製剤	☐ 本剤による寛解導入例		

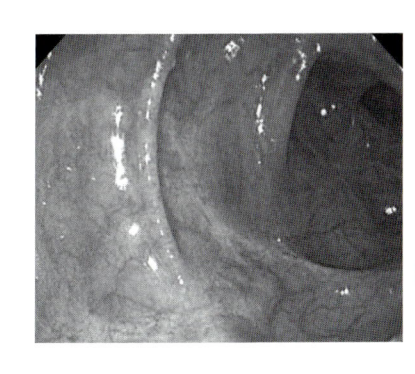

➡チェックの多い免疫調節薬を選択

図2 タクロリムス再導入後，臨床的寛解時における下部消化管内視鏡検査
カラーアトラスp.17⓰参照.

腹部：軟，平坦，圧痛なし，腸蠕動音亢進なし，腹膜刺激症状なし．
直腸診：肛門病変なし．

＜血液検査＞

WBC 4,500（Neutro 70.8%, Lymph 15%, Eosino 0%, Baso 0.1%），Hb 10.9, Plt 320×10³, MCV 95, AST 12, ALT 18, T-Bil 0.5, Cre 0.8, BUN 18, Glu 100, CRP 0.1.

＜画像所見＞下部消化管内視鏡検査にて大腸全域にわたり粘膜の血管透見像を認めた．そのほか潰瘍瘢痕が散在していた．Mayo内視鏡サブスコア0点と考えられた（図2）．

症例❷の対応

▶ 治療
- 免疫調節薬の標準投与量はアザチオプリン（イムラン®）50 mg/日，6-メルカプトプリン（ロイケリン®）30 mg/日である[3)4)]．
- ただし免疫調節薬の至適投与量は個々の症例で違うため，相対的過量投与で骨髄抑制，脱毛といった副作用が出現する場合がある．リスク回避のため少量のアザチオプリン 25 mg/日，6-メルカプトプリン 10 mg/日で開始して漸増する方法もある．

▶ 無効の場合は？
- 免疫調節薬で寛解維持が困難であった場合は，免疫調節薬の投与量および投与期間が適正であったかを確認したうえで，チェックリストから抗TNF-α抗体製剤での寛解導入・寛解維持を選択する（第3章§1-4参照）．
- 治療が無効でありなおかつ中毒性巨大結腸や穿孔リスクのある重症再燃例は手術を考慮する（第3章§1-9参照）[4)~6)]．

▶ 再燃した場合は？
- 免疫調節薬の飲み忘れがないか，服薬遵守をチェックする．
- 無効であった場合と同じく，抗TNF-α抗体製剤へ移行する．

▶ 寛解の判断と維持療法への移行のタイミング
- 症例①の解説と同じ．

▶ 患者・家族への説明
- 免疫調節薬の効果発現が数カ月かかることもあるため，無効の判断を早まってすぐに休薬しない．
- 急性膵炎，肝障害，腎障害および骨髄抑制など重篤な副作用が生じる場合がある．
- 免疫調節薬による悪性リンパ腫との関連性が報告されている．
- benefit（QOLの改善，症状消失，完全寛解）とharm（長期投与，医療コストの増大，副作用）を十分理解してもらう．

▶ こんなときは専門医へコンサルト
- 免疫調節薬投与中の再燃時，副作用出現時．
- 抗TNF-α抗体製剤に移行するとき．
- 患者が妊娠した場合や重症感染症を合併した場合．

文献

1) Ford AC, et al：Am J Gastroenterol, 106：601-616, 2011
2) Marshall JK, et al：Cochrane Database Syst Rev, CD000544, 2012.
3) Dignass A, et al：J Crohns Colitis, 6：965-990, 2012
4) Khan KJ, et al：Am J Gastroenterol, 106：630-642, 2011
5) Rutgeerts P, et al：N Engl J Med, 353：2462-2476, 2005
6) Sandborn WJ, et al：Gastroenterology, 142：257-265, e1-3, 2012

8 慢性持続型症例の治療をどう強化するか

第3章 治療薬の導入・切り替えの考え方
§1 潰瘍性大腸炎

吉野琢哉

エキスパートはこう考える

　潰瘍性大腸炎の病型を臨床経過によって分類した場合，初回発作より6カ月以上持続して活動性を有する症例は慢性持続型と分類される．これはわが国における難治性潰瘍性大腸炎の診断基準の一項目である．このような症例を診た時に，問診や採血などによる臨床的疾患活動度の評価はもちろんのこと，内視鏡検査を行い，病変の活動度や罹患範囲を確認すべきである．これらの検査結果をもとに5-ASA製剤内服治療の見直しを行い，それでも疾患活動性が持続するような症例に，以下に述べる新規追加治療を考える．

- **血球成分除去療法**：メタ解析の結果，ステロイドと比較して高い有効性が報告されており，わが国ではステロイド抵抗および依存性難治性潰瘍性大腸炎を中心に寛解導入療法として用いられている[1]．1〜2回/月の頻度で行う寛解維持治療の有効性は報告されているが，保険適用外である[2]．

- **ステロイド**：本剤は急性期における寛解導入効果が強く，中等症〜重症の潰瘍性大腸炎に対する治療薬の1つである[3]．しかし寛解維持効果はなく，寛解維持には他剤への変更が必要である．慢性持続型症例の場合，5-ASA製剤の最適化を行っているにもかかわらず炎症が持続していることから，5-ASA製剤単独による寛解維持は困難であることが予想されるため，免疫調節薬などが必要となる．

- **カルシニューリン阻害薬（タクロリムス，シクロスポリン）**：タクロリムス，シクロスポリンは，中等症〜重症の難治性活動期潰瘍性大腸炎に対する治療薬であり，非常に強力な免疫抑制剤である[4]．しかしながら長期使用症例では腎機能障害などの副作用の出現が問題となっており，寛解導入後は免疫調節薬に移行することが多い．

- **抗TNF-α抗体製剤（インフリキシマブ，アダリムマブ）**：多施設共同無作為化比較試験において，通常治療に抵抗性の潰瘍性大腸炎に対し高い寛解導入率，寛解維持率および粘膜治癒率が報告されている[5]．しかしながら中止の可否については，十分なデータがなく不明である．

チェックリストは次頁▶

候補となる薬剤チェックリスト

副腎皮質ステロイド（経口・経静脈）　→p.59	☐ 5-ASA製剤不耐・無効な中等症以上 ☐ 絶対的な禁忌となる背景なし ☐ 過去に繰り返し投与されていない	☐ 本剤で寛解導入後の維持戦略がある ☐ 罹患範囲が局所製剤で対処できない
抗TNF-α抗体製剤　→p.73	☐ 中等症〜重症例 ☐ ステロイド抵抗・依存例 ☐ 免疫調節薬で寛解維持困難例	☐ 免疫調節薬不耐例 ☐ カルシニューリン阻害薬無効例 ☐ 血球成分除去療法無効もしくは困難
カルシニューリン阻害薬　→p.82	☐ 中等症〜重症例（劇症） ☐ ステロイド抵抗・依存例 ☐ 免疫調節薬開始が可能 ☐ 抗TNF-α抗体製剤無効例	☐ 血球成分除去療法無効もしくは困難例 ☐ 血中濃度測定可能（入院もしくは頻回の来院が可能）
血球成分除去療法　→p.111	☐ 5-ASA製剤不耐・無効例 ☐ ステロイド依存または抵抗例 ☐ 劇症例ではない	☐ 免疫抑制治療に副作用・不安がある（もしくは懸念される） ☐ 静脈確保と頻回の施行が可能

症例でわかる治療の進め方

症例❶ 30代男性．下痢，5-ASA製剤無効の慢性持続型症例

＜既往歴＞20XX年2月頃より血便が出現．近医を受診され，下部消化管内視鏡検査にて直腸炎型の潰瘍性大腸炎と診断．メサラジン（アサコール®）3,600 mg/日内服が開始された．しかしながら症状の持続を認め，メサラジン（ペンタサ®）坐剤1 g/日の併用を行うも改善しないために，8月に当院紹介受診された．紹介受診時の排便回数は5〜6行/日の血便を認めていた（Lichtiger index：9点）．

当院受診後の内視鏡再検にて，病変の罹患範囲はS状結腸にまで及んでいたため，ペンタサ®坐剤からペンタサ®注腸に変更したが改善は認めなかった．

＜既往歴＞特記事項なし．
＜内服歴＞アサコール®3,600 mg/日，ペンタサ®注腸薬1 g/日．
＜身体所見＞腹部は平坦で軟．明らかな圧痛，反跳痛を認めず．
＜血液検査＞貧血：なし　炎症反応：陰性　その他特記すべき異常なし．
＜画像検査＞内視鏡検査の結果，直腸からS状結腸にかけて連続して，発赤，血管透見の消失，膿性粘液の付着した粗造な炎症粘膜をびまん性に認めていた（図1）．

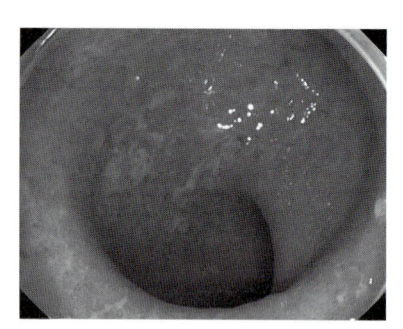

図1　下部消化管内視鏡検査
カラーアトラス p.18 ⓱参照．

症例❶のチェックリスト

副腎皮質ステロイド （経口・経静脈）	☑ 5-ASA製剤不耐・無効な中等症以上 ☑ 絶対的な禁忌となる背景なし ☑ 過去に繰り返し投与されていない	☑ 本剤で寛解導入後の維持戦略がある ☑ 罹患範囲が局所製剤で対処できない
抗TNF-α抗体製剤	☑ 中等症～重症例 ☐ ステロイド抵抗・依存例 ☐ 免疫調節薬で寛解維持困難例	☐ 免疫調節薬不耐例 ☐ カルシニューリン阻害薬無効例 ☐ 血球成分除去療法無効もしくは困難
カルシニューリン阻害薬	☑ 中等症～重症例（劇症） ☐ ステロイド抵抗・依存例 ☑ 免疫調節薬開始が可能 ☐ 抗TNF-α抗体製剤無効例	☐ 血球成分除去療法無効もしくは困難例 ☑ 血中濃度測定可能（入院もしくは頻回の来院が可能）
血球成分除去療法	☑ 5-ASA製剤不耐・無効例 ☑ ステロイド依存または抵抗例 ☑ 劇症例ではない	☑ 免疫抑制治療に副作用・不安がある（もしくは懸念される） ☑ 静脈確保と頻回の施行が可能

➡患者がステロイドに対して不安を感じていたため血球成分除去療法を選択

症例❶の対応

▶治療

- 血球成分除去療法（週2回）
- メサラジン（ペンタサ®）1回2,000 mg，1日2回
- ペンタサ®注腸1 g/日を併用
- メサラジン製剤は，排便回数が非常に多かったことから，アサコール®ではメサラジン製剤を十分放出することができずに排泄されている可能性を考慮し，ペンタサ®4 g/日に変更した．
- 治療開始後，すみやかに症状は改善し，血球成分除去療法が10回終了した時点では，臨床的寛解に至ることができた．

▶無効の場合は？

この症例では血球成分除去療法を行うも改善しなかった場合，ステロイド製剤を

投与することを考えていた．その場合，十分なメサラジン製剤の投与および血球成分除去療法を行うも寛解に至らないような，治療に難渋する症例であり，ステロイド投与した際は，安全にステロイドから離脱を図るため，また長期的寛解維持を目的として免疫調節薬併用が望ましい．

▶ 再燃した場合は？

血球成分除去療法にて反応を認めるも，再燃傾向を認めた場合，2つの選択肢がある．
①免疫調節薬を併用しながら血球成分除去療法を再度行う．
②ステロイド製剤投与を考える．
どちらを選択するかは，患者とよく相談し決定する．

▶ 寛解の判断と維持療法へのタイミング

有効・寛解を判断するタイミングは，疾患活動性による治療効果と考える．特に重症例の場合は，手術や他の治療法への変更を考える必要があり，治療効果判定のタイミングは血球成分除去療法開始後2週間程度に行うべきと考える．寛解を判断するタイミングは，血球成分除去療法による寛解導入療法終了後4週間以内に判定する．

ステロイド依存または抵抗性の難治症例の場合は，寛解維持療法として免疫調節薬の併用が必要と思われる．免疫調節薬の効果が発現するためには1～3カ月要すると考えられており，免疫調節薬を用いた寛解維持療法の併用を開始するタイミングは，血球成分除去療法による有効性が認められたときと考えている．

▶ 患者・家族への説明

患者・家族に対し「メサラジン製剤の治療強化・最適化を行ったにもかかわらず，病勢をコントロールできないために追加治療が必要です」と説明した．そして追加治療法として，血球成分除去療法，ステロイド製剤，カルシニューリン阻害薬，抗TNF-α抗体製剤をあげ，それぞれの利点，欠点について説明した．患者本人および家族が，追加治療における副作用を気にされており，そのため血球成分除去療法を選択することとした．さらに選択した治療法が効果不十分であった際，どの治療法を選択するかについても事前によく相談した．血球成分除去療法が無効であった場合は，仕事への影響も考慮し，比較的すみやかに炎症をコントロールできる可能性のあるステロイド製剤を使用することを選択された．

中長期的方針として，いずれかの寛解導入療法にて寛解導入できた場合，いかに維持するべきかについても説明，相談した．本症例はメサラジン製剤を十二分に投与したにもかかわらず，炎症のコントロールができなかったことから，メサラジン製剤単独による寛解維持が可能かどうか疑わしく，免疫調節薬の併用が望ましいと

考えられた．しかしながら免疫調節薬の長期的使用による副作用も考慮しなければならず，患者・家族と相談した結果，今回は免疫調節薬の併用を望まれず，再燃した際には再寛解導入後に併用することで納得された．

▶ **こんなときは専門医へコンサルト**

血球成分除去療法は，血管確保が可能であれば副作用の少ない非常に有効な治療法である．しかし効果発現までに数回は治療が必要であり，その間に増悪をきたす可能性があるため，慎重な経過観察が必要である．したがって，本治療開始後，腹部症状の悪化を認めるようであれば，すみやかに専門医にコンサルトするべきと考える．

症例❷ 20代男性．血便，ステロイド依存性の全大腸炎型慢性持続症例

＜現病歴＞ 20XX年4月頃より血便が出現．症状が続くため，10月に近医より紹介受診．大腸内視鏡検査にて全大腸炎型潰瘍性大腸炎と診断，Lichtiger index：12点の中等症であった．ペンタサ®4g内服を開始するも，反応せず．血球成分除去療法も無効であったためにステロイドの内服治療を12月末から開始した．ステロイド30mg内服開始したところ，症状の軽減が認められたが，減量中に容易に症状の増悪を認めた（Lichtiger index：9点）．

＜既往歴＞ 特記事項なし．

＜内服歴＞ ペンタサ®4g/日，ペンタサ®注腸1g/日，プレドニン®7.5mg/日，アザチオプリン50mg/日，アロプリノール50mg/日，ミヤBM®6g/日．

＜身体所見＞ 腹部：平坦，軟，圧痛なし，反跳痛なし．

＜血液検査＞ 貧血：軽度　炎症反応：陰性　その他特記すべき異常なし．

＜画像検査＞ S状結腸内視鏡検査の結果，直腸からS状結腸にかけて連続して，発赤，血管透見の消失，非常に易出血性で脆弱な炎症粘膜をびまん性に認めていた（図2）．

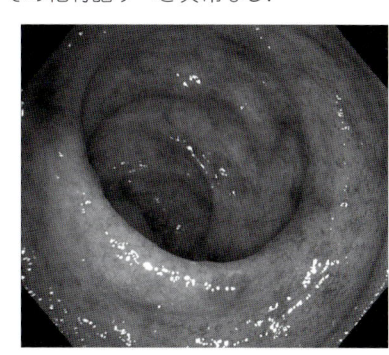

図2　下部消化管内視鏡検査
カラーアトラスp.18⓲参照．

症例❷のチェックリスト

副腎皮質ステロイド (経口・経静脈)	☑ 5-ASA製剤不耐・無効な中等症以上 ☑ 絶対的な禁忌となる背景なし ☑ 過去に繰り返し投与されていない	☐ 本剤で寛解導入後の維持戦略がある ☑ 罹患範囲が局所製剤で対処できない
抗TNF-α抗体製剤	☑ 中等症〜重症例 ☑ ステロイド抵抗・依存例 ☑ 免疫調節薬で寛解維持困難例 ☐ 免疫調節薬不耐例	☐ カルシニューリン阻害薬無効例 ☑ 血球成分除去療法無効もしくは困難
カルシニューリン阻害薬	☑ 中等症〜重症例(劇症) ☑ ステロイド抵抗・依存例 ☐ 免疫調節薬開始が可能 ☐ 抗TNF-α抗体製剤無効例	☑ 血球成分除去療法無効もしくは困難例 ☑ 血中濃度測定可能(入院もしくは頻回の来院が可能)
血球成分除去療法	☐ 5-ASA製剤不耐・無効例 ☐ ステロイド依存または抵抗例 ☐ 劇症例ではない	☐ 免疫抑制治療に副作用・不安がある(もしくは懸念される) ☐ 静脈確保と頻回の施行が可能

➡副腎皮質ステロイド(経口・経静脈),抗TNF-α抗体製剤,カルシニューリン阻害薬が同数であるが,ステロイドにおける寛解導入後の戦略がないことと,患者が内服薬を希望したことからカルシニューリン阻害薬を選択

症例❷の対応

▶治療

- タクロリムス(プログラフ®)1回3 mg 1日2回(0.1 mg/kg/日)
- メサラジン(ペンタサ®)1回2,000 mg 1日2回
- ペンタサ®注腸1回1 g 1日1回
- アザチオプリン1回50 mg 1日1回
- アロプリノール1日50 mg 1日1回
- ミヤBM®(細粒)1回3 g 1日3回

臨床症状は中等症ではあったが,全身状態は比較的良好であり,血中濃度の測定および投与量調整のために頻回の外来通院が可能であったこと,患者が内服薬を希望されたためカルシニューリン阻害薬(タクロリムス)を選択することとした.タ

クロリムスの初期投与量は0.1 mg/kg/日とし，血中トラフ濃度は2〜3日ごとに測定をしながら，投与量を調整した．目標血中トラフ濃度は10〜15 ng/mLと設定した．内服開始後，1週間で臨床的寛解に至ることができた．

▶ 無効な場合は？

この症例ではカルシニューリン阻害薬の内服を行うも改善しなかった場合，抗TNF-α抗体製剤を投与することを事前に患者と相談していた．しかしながらカルシニューリン阻害薬に抵抗を認めるような症例の場合，手術も考えなくてはならないと思われる．無理に内科的治療を推し進めた結果，全身状態の悪化を招き，手術を行うも術後重篤な合併症を招くことにつながりかねないからである．したがって，カルシニューリン阻害薬に抵抗を認めるような難治症例においては，事前に外科と密接なコンタクトを取りながら治療方針を決定すべきであると考える．

▶ 再燃した場合は？

カルシニューリン阻害薬にて反応を認めるも再燃増悪を認めた場合，①もう一度高トラフ値を目標に投与量を調整すると同時に免疫調節薬の投与量の最適化を行う，②抗TNF-α抗体製剤投与，③手術を考える，の選択肢がある．本症例は，カルシニューリン阻害薬にて臨床的寛解を認めた．そこでカルシニューリン阻害薬を漸減しメサラジン製剤と免疫調節薬を用いた寛解維持療法へ移行を試みたところ，容易に症状の増悪が認められた．全身状態が良好であり，採血にて総蛋白，アルブミン値の低下を認めなかったことから，本人と相談し抗TNF-α抗体製剤の投与を行い，寛解導入および維持できている．

▶ 寛解の判断と維持療法へのタイミング

カルシニューリン阻害薬は，至適血中濃度に到達すれば，比較的早期に効果発現が認められる治療薬である[6]．したがって，カルシニューリン阻害薬投与開始後1〜2週以内に有効性の有無は判定が可能と考える．

寛解の判断は，併用していたステロイド製剤を中止したときと考えている．寛解維持療法への移行のタイミングであるが，ステロイドから完全に離脱できた後，徐々にカルシニューリン阻害薬の投与量を漸減，中程度の血中トラフ濃度（5〜10 ng/mL）になるよう投与量を減量し，またその際にチオプリン製剤の最適化も行う．内視鏡を再検し，粘膜治癒が得られていることを確認できたら，カルシニューリン阻害薬をさらに漸減し中止する．

▶ 患者・家族への説明

患者に対し「ステロイドを投与し臨床的反応を認めたにもかかわらず，減量過程において腹部症状の増悪傾向を認めており，ステロイドに対する依存性を有する難

治性潰瘍性大腸炎の可能性があります」と説明した．さらに血球成分除去療法が無効であったことから，厚生労働省による治療指針に従い，難治性潰瘍性大腸炎に対する寛解導入療法としてカルシニューリン阻害薬または抗TNF-α抗体製剤があげられると説明した．

　さらに寛解導入後の維持治療まで見据えた治療戦略について議論した．最大の論点は，寛解導入に対しこれら2剤のうちどちらがよいのかである．これについては専門医の間でも意見が分かれると考える．既報によれば，重症例においてカルシニューリン阻害薬と抗TNF-α抗体製剤の有効性に差はないことから，サイトメガロウイルス感染の有無や患者背景含む個々の患者の状態や医療施設側の要因（カルシニューリン阻害薬の血中濃度測定の可否など）によると考える[7)][8)]．患者には，①現在の既報によると治療の有効性に差がないこと，②カルシニューリン阻害薬（タクロリムス）は内服薬であり，抗TNF-α抗体製剤は注射薬であること，③カルシニューリン阻害薬は中止し免疫調節薬で寛解維持する必要がある一方，抗TNF-α抗体製剤の場合は寛解導入が得られた後も引き続き投薬加療が可能であることを説明した．副作用について，カルシニューリン阻害薬は長期投与することにより腎機能障害，高血圧，高血糖，高カリウム血症，低マグネシウム血症，末梢神経障害など多岐にわたる副作用が起こることについて説明した．

▶こんなときは専門医へコンサルト

　カルシニューリン阻害薬は副作用が非常に多く，また血中トラフ濃度をモニタリングする必要がある治療薬である．そのため本剤を投与する可能性があるステロイド依存または抵抗の難治症例は，専門医にご相談していただきたい．

文献

1) Yoshino T, et al：Dig Liver Dis, 46：219-226, 2014
2) Fukunaga K, et al：Gut Liver, 6：427-433, 2012
3) TRUELOVE SC, et al：Br Med J, 2：1708-1711, 1962
4) Yamamoto S, et al：Aliment Pharmacol Ther, 28：589-597, 2008
5) Rutgeerts P, et al：N Engl J Med, 353：2462-2476, 2005
6) Ogata H, et al：Gut, 55：1255-1262, 2006
7) Nakase H, et al：Intest Res, 12：5-11, 2014
8) Laharie D, et al：Lancet, 380：1909-1915, 2012

第3章 治療薬の導入・切り替えの考え方

§1 潰瘍性大腸炎

9 劇症型の治療や手術のタイミングをどう見極めるか

横山陽子

エキスパートはこう考える

▶ まず何から考えるか

　　劇症型を含めた重症潰瘍性大腸炎の治療方針を決める際は，重症度判定だけでなく発熱・腹痛・血便・貧血の程度などの全身状態を把握し，血液検査で炎症反応（CRP・Plt・WBCなど）や低栄養の程度（TP・Alb），CTや内視鏡にて腸管炎症の程度を評価することが重要である．また，高齢者やステロイド投与のため宿主免疫が低下している症例は感染症（真菌・サイトメガロウィルス・*Pneumocystis jirovecii* など）対策も必要である．

▶ どのような治療が考えられるか

　　厚生労働省の治療指針でも「劇症型の場合は急速に悪化し生命予後に影響する危険があるため，外科医との密接な協力のもと，緊急手術の適応を考慮しつつ，内科的治療を行う」と記載されている[1]．

　　まずはプレドニゾロンの大量投与（1～1.5mg/kg/日）を行うことが多いが，急性期潰瘍性大腸炎の約30～40％がプレドニゾロンによる臨床効果が得られないことがあると報告されている[2]．その場合はわが国の治療指針ではシクロスポリン持続静注療法[3]やタクロリムスの投与[4]などが推奨されている．

チェックリストは次頁▶

候補となる薬剤・チェックリスト

副腎皮質ステロイド（経口・経静脈） →p.59	☐ 5-ASA製剤不耐・無効な中等症以上 ☐ 絶対的な禁忌となる背景なし ☐ 過去に繰り返し投与されていない	☐ 本剤で寛解導入後の維持戦略がある ☐ 罹患範囲が局所製剤で対処できない
抗TNF-α抗体製剤 →p.73	☐ 中等症～重症例 ☐ ステロイド抵抗・依存例 ☐ 免疫調節薬で寛解維持困難例 ☐ 免疫調節薬不耐例	☐ カルシニューリン阻害薬無効例 ☐ 血球成分除去療法無効もしくは困難
カルシニューリン阻害薬 →p.82	☐ 中等症～重症例（劇症） ☐ ステロイド抵抗・依存例 ☐ 免疫調節薬開始が可能 ☐ 抗TNF-α抗体製剤無効例	☐ 血球成分除去療法無効もしくは困難例 ☐ 血中濃度測定可能（入院もしくは頻回の来院が可能）
血球成分除去療法 →p.111	☐ 5-ASA製剤不耐・無効例 ☐ ステロイド依存または抵抗例 ☐ 劇症例ではない	☐ 免疫抑制治療に副作用・不安がある（もしくは懸念される） ☐ 静脈確保と頻回の来院が可能
待機手術 →p.116	☐ 劇症 ☐ 癌/dysplasia ☐ 長期ステロイド依存の軽症，中等症例	☐ 内科的治療抵抗例 ☐ 治療抵抗の腸管外合併症 ☐ 重篤な薬剤副作用

※手術は1つでも当てはまる場合は考慮する

症例でわかる治療の進め方

症例❶ 20代女性．全大腸炎型劇症例

＜現病歴＞ 5年前に発熱と下痢で発症し潰瘍性大腸炎と診断された．診断後はメサラジンとプレドニゾロンにて加療し改善した．2年前よりプレドニゾロン減量に伴い再燃するようになり，今回プレドニゾロン7.5mgまで減量した頃より排便回数増加，発熱が出現し潰瘍性大腸炎の再燃疑いで入院となった．

＜既往症＞ 特記事項なし．

＜内服薬＞ メサラジン4,000mg/日，プレドニゾロン5mg/日

＜身体所見＞ 身長150.5cm，体重46.2kg，体温41℃，血圧124/60mmHg，脈拍数116/分．眼瞼結膜：貧血あり．

心音や呼吸音：異常なし．顔面は紅潮，入院時の臨床所見では便回数が20行/日の血性下痢便，左下腹部を中心に腹痛，また同部位から上腹部にかけて圧痛を認めた．CAI[5] 16点（臨床的活動性：重症）

厚生労働省の重症度分類[1] 重症・劇症

＜検査所見＞ WBC18,270/μL（Seg89.8％，Lym3.4％ Mon6.6％，Eos0.1％，Ba0.1％），RBC486×10^4/μL，Hb9.9 g/dL，Ht37.0％，Plt43.3×10^4/μL，TP7.7g/dL，Alb4.3g/dL，AST18 IU/L，ALT18 IU/L，BUN6.0mg/dL，Cr0.6mg/dL，CRP7.7mg/dL，ESR42mm/h．

便培養は陰性．CMV-pp65抗原，C7HRP：陰性．CMV-DNA：陰性（全血，組織）でサイトメガロウィルスの再活性は認めなかった．CD toxin：陰性．鼻腔ぬぐい液：インフルエンザ陰性．

＜画像検査＞

腹部造影CT：直腸から下行結腸まで連続した腸管壁の肥厚あり．

下部消化管内視鏡所見：S状結腸まで連続性に易出血性，白色膿性粘液が付着した地図状潰瘍を認め，内視鏡的活動性は中等症と診断した（図1）．

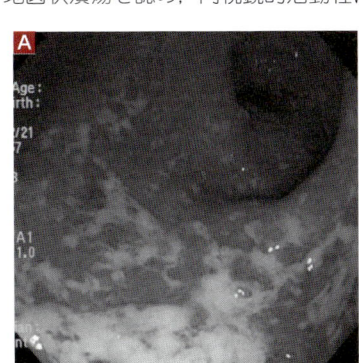

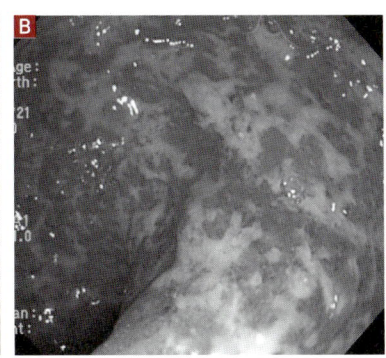

図1 治療前の下部消化管内視鏡所見
カラーアトラスp.18 19参照．

症例❶のチェックリスト

副腎皮質ステロイド (経口・経静脈)	☑ 5-ASA 製剤不耐・無効な中等症以上 ☑ 絶対的な禁忌となる背景なし ☐ 過去に繰り返し投与されていない	☑ 本剤で寛解導入後の維持戦略がある ☑ 罹患範囲が局所製剤で対処できない
抗TNF-α抗体製剤	☑ 中等症〜重症例 ☑ ステロイド抵抗・依存例 ☐ 免疫調節薬で寛解維持困難例 ☑ カルシニューリン阻害薬無効例	☐ 免疫調節薬不耐例 ☐ 血球成分除去療法無効もしくは困難
カルシニューリン阻害薬	☑ 中等症〜重症例 (劇症) ☑ ステロイド抵抗・依存例 ☑ 免疫調節薬開始が可能 ☐ 抗TNF-α抗体製剤無効	☐ 血球成分除去療法無効もしくは困難 ☑ 血中濃度測定可能 (入院もしくは頻回の来院が可能)
血球成分除去療法	☑ 5-ASA 製剤不耐・無効例 ☑ ステロイド依存または抵抗例 ☐ 劇症例ではない	☐ 免疫抑制治療に副作用・不安がある (もしくは懸念される) ☑ 静脈確保と頻回の来院が可能
緊急/準緊急手術	☐ 穿孔 ☐ 大量出血 ☐ 中毒性巨大結腸症	☐ 内科的治療抵抗例 ☐ 高齢者の重症, 劇症例
待機手術	☑ 劇症 ☐ 癌/dysplasia ☐ 長期ステロイド依存の軽症, 中等症例	☐ 内科的治療抵抗例 ☐ 治療抵抗の腸管外合併症 ☐ 重篤な薬剤副作用

➡カルシニューリン阻害薬と副腎皮質ステロイド (経口・経静脈) においてチェックが同数であるが, ステロイドの大量投与を試みたことがないため, まず, ステロイドの大量静脈注射を選択し, 補助療法として中心静脈栄養を選択した

補助療法

中心静脈栄養	☑ 重症, 劇症例 ☑ 腸管安静が必要 ☑ 全身状態不良	☐ 栄養状態不良 ☐ 巨大結腸症の併発

症例❶の対応

▶ 治療
- プレドニゾロン　1回30mg，1日2回　静脈投与
- メサラジン　1回2,000mg，1日2回　経口投与

▶ 無効の場合は？
　　ステロイドの次の選択肢としてチェック項目が多いカルシニューリン阻害薬を選択．このときにも手術は念頭におく．実際に本症例はプレドニゾロン60mg/日開始後，一時的に改善を認めたが第16病日（プレドニゾロン40mg/日まで減量した頃）に症状増悪傾向となり，第24病日よりカルシニューリン阻害薬（タクロリムス）を開始した．

▶ 再燃した場合は？
　　手術またはインフリキシマブを考慮する．本症例はタクロリムスで臨床的効果がなく，内視鏡的に深掘れ潰瘍もみられたため手術を考慮した．しかし本人の手術に対する受け入れが得られず，インフリキシマブを投与した．

▶ 寛解の判断と維持治療への移行・また手術のタイミング
- インフリキシマブの初回投与後よりすみやかな臨床的改善が認められる場合は初回投与から約12週以降に可能な限り粘膜改善度を確認する．粘膜治癒ないしは明らかな内視鏡的改善を認める場合はインフリキシマブによる維持治療を継続する．粘膜の改善が乏しい場合は免疫調節薬の併用などを考慮する．
- 初回投与後1週間以内に臨床的改善認めず，あるいは症状増悪を認める場合は血液所見やCT・内視鏡などの画像による評価を行い，手術を考慮する．
- 治療変更する場合は常に手術を念頭におく必要がある．本症例の場合ではステロイド抵抗性と判断した時点（タクロリムスへ変更した時点）とタクロリムスによる効果が得られなかった時点（インフリキシマブへ治療変更した時点）である．

▶ 患者・家族への説明
　　難治性（ステロイド抵抗性）であること，ステロイド抵抗性の場合の次の内科的治療（タクロリムス・インフリキシマブ）の効果と副作用，内科的治療に抵抗する場合や薬による副作用で継続困難な場合は手術も考慮する必要性があること，免疫抑制治療のため肺炎や真菌症などの重篤な日和見感染症を起こす可能性があることなどを説明する．

▶ こんなときは専門医へコンサルト

治療開始時に劇症と診断した場合はステロイドを含めた内科的治療抵抗性になることが予測されるため、外科的治療が必要となった場合を考慮し専門施設へコンサルトしたうえで内科的治療を開始することが望ましい．またステロイド抵抗性で次の内科的治療への判断に悩んだ場合も専門施設に相談し、連携をとっておくのもよい．

症例❷ 60代男性．ステロイド大量投与無効の全大腸炎型劇症例

＜現病歴＞26年前に潰瘍性大腸炎と診断された．診断後はメサラジンにて加療し、臨床的に寛解を維持していた．3カ月前より血便・下痢を自覚し近医で潰瘍性大腸炎の再燃と診断されプレドニゾロン40mg/日にて加療するも改善せず当院へ紹介、当日緊急入院となった．入院後、プレドニゾロン80mg/日を7日間投与するも症状の改善は乏しかった．

＜既往症＞B型肝炎

＜入院時内服薬＞メサラジン1回2,000mg　1日2回
　　　　　　　プレドニゾロン1回20mg，1日2回

＜身体所見＞身長169.2cm，体重63.3kg（15kg減少/3カ月），体温38.0℃，血圧114/70mmHg，脈拍98/分．

眼瞼結膜：貧血あり，心音や呼吸音：異常なし．顔面は紅潮．入院時の臨床所見では便回数が1日15行/日の血性下痢便，腹部全体に痛みあり，また同部位から左下腹部にかけて圧痛あり．

CAI[5] 16点（臨床的活動性：重症）

厚生労働省の重症度分類[1]　重症・劇症

＜血液検査＞WBC17,600/μL（Seg73.0％，Lym17.0％，Mon6.5％，Eos1.0％，Ba0.0），RBC322×10^4/μL，Hb9.5 g/dL，Ht28.1％，Plt49.4×10^4/μL，TP4.8g/dL，Alb1.9g/dL，AST27 IU/L，ALT75 IU/L，BUN10.0mg/dL，Cr0.54mg/dL，CRP5.4mg/dL，ESR78mm/h．便培養は陰性．CMV-pp65抗原，C7HRP：陰性．CMV-DNA：陰性（全血，組織），CD toxin：陰性．HBc抗体陽性，HBs抗原陰性，HBs抗体陰性，HBV-DNA定量陰性（HBV Taq検出せず）．

＜画像検査＞腹部造影CT：全大腸に腸管壁の肥厚あり

内視鏡所見：直腸からS状結腸まで連続性に深掘れ潰瘍・易出血性・浮腫状粘膜を認め、内視鏡的活動性は重症と診断（図2）．

症例❷のチェックリスト

副腎皮質ステロイド （経口・経静脈）	☐ 5-ASA製剤不耐・無効な中等症以上 ☐ 絶対的な禁忌となる背景なし ☐ 過去に繰り返し投与されていない	☐ 本剤で寛解導入後の維持戦略がある ☐ 罹患範囲が局所製剤で対処できない
抗TNF-α抗体製剤	☑ 中等症〜重症例 ☑ ステロイド抵抗・依存例 ☐ 免疫調節薬で寛解維持困難例 ☐ カルシニューリン阻害薬無効例	☐ 免疫調節薬不耐例 ☐ 血球成分除去療法無効もしくは困難
カルシニューリン阻害薬	☑ 中等症〜重症例（劇症） ☑ ステロイド抵抗・依存例 ☑ 免疫調節薬開始が可能 ☐ 抗TNF-α抗体製剤無効	☐ 血球成分除去療法無効もしくは困難 ☑ 血中濃度測定可能（入院もしくは頻回の来院が可能）
血球成分除去療法	☑ 5-ASA製剤不耐・無効例 ☑ ステロイド依存または抵抗例 ☐ 劇症例ではない	☐ 免疫抑制治療に副作用・不安がある（もしくは懸念される） ☑ 静脈確保と頻回の来院が可能
緊急／準緊急手術	☐ 穿孔 ☐ 大量出血 ☐ 中毒性巨大結腸症	☐ 内科的治療抵抗例 ☑ 高齢者の重症，劇症例
待機手術	☑ 劇症 ☐ 癌／dysplasia ☐ 長期ステロイド依存の軽症，中等症例	☐ 内科的治療抵抗例 ☐ 治療抵抗の腸管外合併症 ☐ 重篤な薬剤副作用

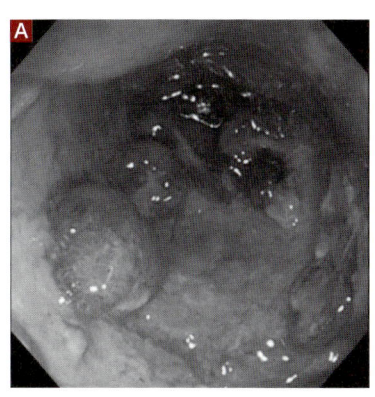

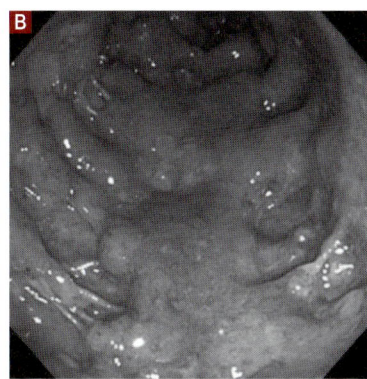

➡チェックの多いカルシニューリン阻害薬が選択となる

図2 治療前の下部消化管内視鏡所見
カラーアトラス p.18 ⑳参照．

症例❷の対応

▶ 治療
- タクロリムス（プログラフ®）　1回3mg，1日2回

▶ 無効の場合は？
カルシニューリン阻害薬が無効であった場合，本症例は高齢であり，これ以上治療の強化は避けるべきと考え手術を考慮．実際に本症例はプレドニゾロン80mg開始後，症状の改善乏しく第7病日（プレドニゾロンは漸減）よりカルシニューリン阻害剤（タクロリムス）を開始．

▶ 再燃した場合は？
手術を考慮．本症例は高齢者であり，日和見感染などの危険性もあるため強力な免疫抑制治療を避けるべきであると考えた．

▶ 寛解の判断と維持治療への移行・また手術のタイミング
- プログラフ®の血中トラフ濃度が高まり2週間前後で臨床的改善が認められる場合は保険適用内の内服期間内（3カ月）に粘膜改善度を確認することが望ましい．また，寛解維持目的で免疫調節薬を開始する．
- プログラフ®の血中トラフ濃度が高まり1～2週間以内に臨床的改善を認めず，あるいは症状増悪を認める場合は，血液所見やCT・内視鏡などの画像による評価をすみやかに行い，高齢者という患者背景も考慮し無理な内科的治療の継続は避け，手術を考慮する．加えてステロイド抵抗性の時点でも手術を考慮する．

▶ 患者・家族への説明
症例①を参照のこと．高齢者であり免疫抑制治療のため肺炎や真菌症などの重篤な日和見感染症を起こす可能性があることなどを説明する．

▶ こんなときは専門医へコンサルト
高齢者の場合は外来で処方可能な量のプレドニゾロンによる治療でステロイド抵抗性を示すことが多く，入院が必要な状態になった場合は，日和見感染やその他基礎疾患の管理も必要となるため，専門施設へもコンサルトしたうえで内科的治療の強化を行う．

文献
1) 厚生労働科学研究費補助金 難治性疾患克服研究事業 難治性炎症性腸管障害に関する調査研究 平成26年度分担研究報告書，2014
2) Truelove SC, et al：Lancet, 2：1086-1088, 1978
3) Van Assche G et al：Gastroenterology, 125：1025-1031, 2003
4) Ogata H, et al：Gut, 55：1255-1262, 2006
5) Simon Lichtiger et al：N Engl J Med, 330：1841-1845, 1994

第3章 治療薬の導入・切り替えの考え方
§1 潰瘍性大腸炎

10 術後回腸嚢炎はどのように治療をするか

辰巳健志，杉田　昭，小金井一隆

■ エキスパートはこう考える

　潰瘍性大腸炎に対する外科的治療として用いられる現在の標準術式は，可能な限り大腸を切除し便貯留機能を代償する目的で回腸嚢を作成し肛門（管）と吻合する大腸全摘・回腸嚢肛門（管）吻合術で，手術によりQOL（quality of life）は著明に改善する．しかし，術後経過中に回腸嚢炎を併発する症例があり，主な症状は排便回数の増加，水様下痢，便意切迫であるが，発熱や下血を伴う症例もある．わが国では臨床所見と内視鏡検査所見で診断基準が作成されており，診断の際には感染性腸炎，縫合不全，クローン病などの他疾患の除外が必要である[1]．

　治療の第一選択は抗菌薬の内服治療である．抗菌薬治療に対する抵抗例，依存例に対しては，5-ASA製剤／副腎皮質ステロイドの局所療法への変更が必要となる[2]．これらの治療で無効な症例に対して，血球成分除去療法や抗TNF-αの抗体製剤を有効とする報告例も散見されるが，いずれも大規模な検討ではなく，高額な費用や副作用もあることから，適応は慎重であるべきと考えられる．また，抗菌薬抵抗例に対しては感染性腸炎の合併の可能性を再度考慮すべきで，サイトメガロウイルス，*Clostridium difficile* 感染などの否定も必要である[2]．

＜適応チェックリストに関して＞

　回腸嚢炎に対する治療は，前述したように抗菌薬の内服治療が第一選択であり，その次に選択される治療としては5-ASA製剤／ステロイドによる局所療法が一般的である．チェックリストによる治療の選択は不要であり，本項ではチェックリストは使用しない．

チェックリストは次頁 ▶

症例でわかる治療の進め方

症例❶ 40代女性．腹痛，水様便，排便回数の増加を主訴に来院

<現病歴>4年前に難治性潰瘍性大腸炎のため大腸全摘・回腸囊肛門管吻合術施行．術後4年めに腹痛，水様便，排便回数の増加を主訴に受診した．

<既往歴>25歳からバセドウ病．

<内服薬>チアマゾール（メルカゾール®）10mg/日．

<身体所見>身長153cm，体重40.0kg，体温36.5℃，脈拍数110/分，血圧98/80mmHg，水様便12行／日，少量の下血も認めた．
眼瞼結膜：貧血なし．
腹部：平坦で軟，下腹部に圧痛あり，筋性防御，反跳痛なし．

<血液検査>
WBC 9,220/μL, RBC 3.93×10^6/μL, Hb 12.2 g/dL, Ht 37.0％, Plt 39.3×10^4/μL, TP 7.3 g/dL, Alb 4.1 g/dL, GOT 16 U/L, GPT 11 U/L, ALP 193 U/L, γ-GTP 14 U/L, T.Bil 1.4 mg/dL, LDH 133 U/L, BUN 8.7 mg/dL, Cre 0.55 mg/dL, Na 140 mEq/L, K 3.7 mEq/L, Cl 106 mEq/L, CRP 1.3 mg/dL.

<画像検査>下部消化管内視鏡（図1）にて血管透見性は消失し，浮腫と点状発赤がびまん性に認められる．不整形の潰瘍が多発し，重度の回腸囊炎と診断した．

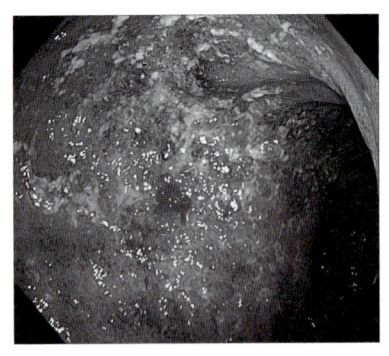

図1 下部消化管内視鏡所見
カラーアトラスp.19 **21** 参照．

症例❶の対応

▶ **考えられる処方**

- 回腸囊炎に対する治療は抗菌薬の内服治療が第一選択で，シプロフロキサシン（シプロキサン®）（400～600mg/日）またはメトロニダゾール（フラジール®）

(500mg/日）の2週間投与が推奨されている．効果が不十分な場合は，2剤併用あるいは他の抗菌薬を用いる．

- Shenらのランダム化比較試験においてシプロフロキサシンの方が症状や内視鏡所見の改善度が良好と報告[3]されていること，メトロニダゾールはしびれや味覚障害などの副作用を有することなどからシプロフロキサシンを第一選択とする施設が多い．

▶ 治療

- シプロフロキサシン（シプロキサン®）を1回200mg 1日2～3回で開始．2週間の継続投与を行う．
- 本症例もシプロキサン®を内服したところ，すみやかに腹痛は改善し，排便回数も減少した．

▶ 無効の場合は？

- 抗菌薬治療抵抗例に対しては5-ASA製剤，ステロイド薬の注腸・坐剤などの局所療法を追加する．

▶ 再燃した場合は？

- 再度の抗菌薬内服治療を行う．再燃寛解をくり返す症例には抗菌薬を通常より長く使用することもある．

▶ 寛解の判断と維持療法への移行のタイミング

- 寛解の判断は頻便や腹痛などの臨床症状の消失により行っている．内視鏡的な改善を確認するほうが望ましいが，実臨床で全例に症状の改善後に内視鏡検査を行うのは困難である．
- わが国で寛解導入後の維持療法として推奨できる薬剤はない．

▶ 患者・家族への説明

「回腸嚢に発生する非特異的な炎症で原因不明であり，潰瘍性大腸炎の発生機序や腸内細菌叢の変化が関連していると考えられています．抗菌薬の内服治療が多くの症例で有効であり，抗菌薬治療抵抗例や再燃寛解をくり返す症例は治療に難渋することもあります．」

▶ こんな時には専門医へコンサルト

- 抗菌薬治療、局所療法が無効な症例は，専門医と相談し治療を進める．

症例❷ 40代女性．腹痛，水様便，排便回数の増加を主訴に来院

＜現病歴＞ 6年前に難治性潰瘍性大腸炎のため大腸全摘・回腸嚢肛門管吻合術施行．術後2年めに腹痛，水様便，排便回数の増加を主訴に受診し，回腸嚢炎と診断された．シプロフロキサシン内服で改善したが，その後も再燃寛解をくり返し，そのたびにシプロフロキサシン，メトロニダゾールなどの抗菌薬で対応していた．術後5年めに排便回数の増加を認め，再度シプロフロキサシンを投与したが効果不十分であったため受診した．

＜既往歴＞ 特記事項なし．

＜内服薬＞ シプロフロキサシン600mg/日．

＜身体所見＞ 身長170cm，体重65.5kg，体温36.3℃，脈拍数100/分，血圧124/86mmHg，水様便18行／日，少量の下血も認めた．

眼瞼結膜：貧血なし．

腹部：平坦で軟，圧痛なし，筋性防御，反跳痛なし．

＜血液検査＞

WBC 7,300/μL，RBC 3.80×10^6/μL，Hb 10.9 g/dL，Ht 34.2％，Plt 32.6×10^4/μL，TP 6.1 g/dL，Alb 3.0 g/dL，GOT 11 U/L，GPT 8 U/L，ALP 190 U/L，γ-GTP 11 U/L，LDH 165 U/L，BUN 13.7 mg/dL，Cre 0.68 mg/dL，Na 141 mEq/L，K 4.1 mEq/L，Cl 106 mEq/L，CRP 1.1 mg/dL

＜画像検査＞ 下部消化管内視鏡（図2）にて血管透見性は消失し，浮腫と点状発赤がびまん性に認められる．広範な地図状潰瘍が多発し，重度の回腸嚢炎と診断した．

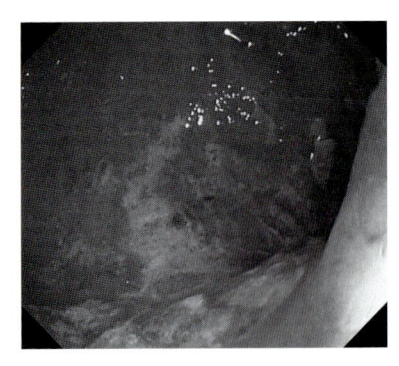

図2　下部消化管内視鏡所見
カラーアトラスp.19㉒参照．

症例❷の対応

▶ 考えられる処方

- 抗菌薬治療抵抗例には，可能であれば5-ASA製剤・ステロイドの局所療法を使用する．
- 副作用の点からはステロイドよりは5-ASA製剤の注腸・坐剤が望ましいと考えられる．便意切迫感（urgency）を伴う症例は薬剤の保持が困難であり，注腸製剤よりは坐剤のほうが望ましい．効果不十分であればステロイドの局所療法に変更する．

▶ 治療

- 本症例はリンデロン坐剤®により排便回数が減少した．
- 以下のいずれかを1日1回で開始する．
  - ・5-ASA注腸/坐剤
    メサラジン注腸　ペンタサ®注腸　1回 1g
    メサラジン坐剤　ペンタサ®坐剤　1回 1g
  - ・ステロイド注腸/坐剤
    ベタメタゾン注腸　ステロネマ®注腸　1回 1.5mg
    ベタメタゾン坐剤　リンデロン®坐剤　1回 1mg
    プレドニン注腸　プレドネマ®注腸　20mg　1回　1本

▶ 無効の場合は？

- 専門医へコンサルトする．

▶ 再燃した場合は？

- 再度の抗菌薬内服あるいは局所療法を行う．

▶ その他

- 「寛解の判断と維持療法への移行のタイミング」，「患者・家族への説明」，「こんな時には専門医へコンサルト」は**症例①**を参照．

文献

1) 厚生労働科学研究費補助金　難治性疾患克服研究事業　難治性炎症性腸管障害に関する調査研究　平成22年度総括分担研究報告書, 2011
2) 厚生労働科学研究費補助金　難治性疾患克服研究事業　難治性炎症性腸管障害に関する調査研究　平成26年度総括分担研究報告書, 2015
3) Shen B, et al : Inflamm Bowel Dis, 7 : 301-305, 2001

第3章 治療薬の導入・切り替えの考え方
§2 クローン病

1 初発クローン病は Top down か Step up か

新﨑信一郎，飯島英樹，竹原徹郎

エキスパートはこう考える

▶ まず何から考えるか

まず重症度（CDAIなど），予後不良因子（若年発症，広範囲の病変，狭窄・瘻孔，肛門病変など[1]）を評価する（表1）．同時に，他疾患（腸結核や感染性腸炎，肛門周囲膿瘍など）を除外できるかを考える．

▶ どのような治療が考えられるか

軽症例や炎症型（狭窄・瘻孔なし），他疾患を除外できない疑診例は抗TNF-α抗体製剤を最初から投与せず，5-ASA製剤や経腸成分栄養療法から開始し，無効時にステロイド療法を上のせする（いわゆるStep up therapy[2]）．中等症以上で予後不良因子がある場合は，早期から抗TNF-α抗体製剤を開始する（いわゆるTop down therapy[3]）．ステロイドには寛解導入効果はあるが寛解維持効果はないので，寛解導入後はすみやかに寛解維持効果のある免疫調節薬等に変更すること，また抗TNF-α抗体製剤には寛解導入・維持両方の効果があるが，保険適用上，既存治療に効果不十分な場合に投与可能となっていることに注意する．

表1　予後不良因子

- 若年発症
- 広範囲の病変
- 狭窄・瘻孔
- 肛門病変など

候補となる薬剤・チェックリスト

Step up therapy

薬剤	チェック項目
5-ASA製剤（経口）→ p.46	☐ 初発例 ☐ 深い潰瘍を認めない ☐ 軽症例 ☐ 外来症例 ☐ 炎症型（狭窄・瘻孔なし） ☐ 疑診例
副腎皮質ステロイド（経口・経静脈）→ p.59	☐ 中等症以上 ☐ 過去に投与歴がない ☐ 副作用の懸念がない ☐ 本剤で寛解導入後の維持戦略がある ☐ 活動性の痔瘻や膿瘍がない
経腸成分栄養療法 → p.87	☐ 軽症～中等症例 ☐ 小児または高齢者 ☐ 小腸型，小腸・大腸型 ☐ 予後不良因子が少ない ☐ 薬物治療の副作用に懸念の強い症例 ☐ 狭窄もしくは狭窄症状 ☐ 抗TNF-α抗体製剤二次無効例

Top down therapy

薬剤	チェック項目
抗TNF-α抗体製剤 → p.73	☐ 中等症～重症例 ☐ 肛門病変あり ☐ 既存治療抵抗・困難例 ☐ 予後不良因子あり ☐ 免疫調節薬で寛解維持困難・不耐例 ☐ 高度な腸管の線維性狭窄・腹腔内膿瘍なし

症例でわかる治療の進め方

症例❶ 20代男性，小腸型初発例

<現病歴>38℃前後の発熱および下痢，上腹部痛が数カ月持続し近医受診した．上下部消化管内視鏡検査で異常なく，抗菌薬内服や低脂肪食を行うも改善を認めず，当科紹介され，精査加療目的にて入院となった．

<既往歴>特記事項なし．

<内服薬>特記事項なし．

<嗜好歴>特記事項なし．

<身体所見>BMI 17.2kg/m^2．腹部：平坦，軟，上腹部に軽度の圧痛あり，反跳痛なし，腫瘤触知なし，肛門にSkin Tagあり．

<検査所見>WBC 8,080/μL，RBC 492×10^4/μL，Hb 13.8 g/dL，Plt 33.0×10^4/μL，ALT 23 U/L，Tcho 113 mg/dL，CRP 1.32 mg/dL，TP 6.2 g/dL，Alb 3.4 g/dL，QFT（－）．
便培養：起炎菌を疑う発育なし．

<画像検査>
バルーン小腸内視鏡：回腸を中心に上部空腸まで広範囲に縦走潰瘍，敷石像を認める（図1）．

腹部造影CT：小腸の壁肥厚像が目立ち，腸間膜内に1cmまでの多発リンパ節腫脹を認める．

以上より小腸型クローン病A2L4B1pと診断した．CDAI 199点．

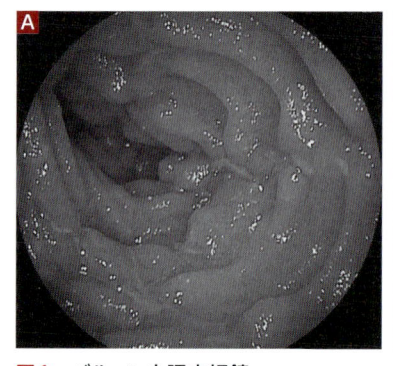

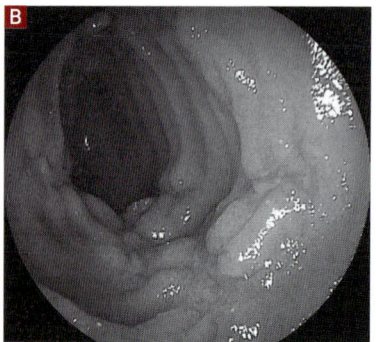

図1　バルーン小腸内視鏡
A：空腸　B：回腸
カラーアトラスp.19 23 参照．

症例❶のチェックリスト

Step up therapy

5-ASA 製剤（経口）	☑ 初発例 ☐ 軽症例 ☑ 炎症型（狭窄・瘻孔なし）	☐ 深い潰瘍を認めない ☐ 外来症例 ☐ 疑診例
副腎皮質ステロイド （経口・経静脈）	☑ 中等症以上 ☑ 副作用の懸念がない ☑ 活動性の痔瘻や膿瘍がない	☑ 過去に投与歴がない ☐ 本剤で寛解導入後の維持戦略がある
経腸成分栄養療法	☑ 軽症～中等症例 ☑ 小腸型，小腸・大腸型 ☐ 薬物治療の副作用に懸念の強い症例 ☐ 抗TNF-α抗体製剤二次無効例	☐ 小児または高齢者 ☐ 予後不良因子が少ない ☐ 狭窄もしくは狭窄症状

Top down therapy

抗TNF-α抗体製剤	☑ 中等症～重症例 ☑ 既存治療抵抗・困難例 ☐ 免疫調節薬で寛解維持困難・不耐例	☑ 肛門病変あり ☑ 予後不良因子あり ☑ 高度な腸管の線維性狭窄・腹腔内膿瘍なし
インフリキシマブ	☐ 免疫調節薬投与可能 ☐ 自己注射拒否・困難例	☐ アダリムマブ二次無効例 ☐ 8週ごとの点滴が可能
アダリムマブ	☐ インフリキシマブ二次無効例 ☐ インフリキシマブ使用困難例	☑ 免疫調節薬不耐・拒否 ☑ 在宅自己注射希望

➡ チェックが多い抗TNF-α抗体製剤（アダリムマブ）を用いたTop down therapyを選択

症例❶の対応

▶治療

抗菌薬，経腸成分栄養療法無効と考え，また免疫調節薬を希望されなかったため，アダリムマブ（ヒュミラ®）を開始．

- ヒュミラ®初回に1回160 mg，初回投与2週間後に1回80 mg，さらに4週間後に1回40 mgを2週間ごとに皮下注

▶ 無効の場合は？

本症例では一次無効はなかったが，もし一次無効となった場合はインフリキシマブ＋免疫調節薬に変更を考慮する．

▶ 再燃した場合は？

インフリキシマブ＋免疫調節薬へ変更を考慮．

▶ 寛解の判断と維持療法への移行のタイミング

アダリムマブ開始1カ月以内にCDAI 150点未満，CRP正常化を認め，臨床的寛解を確認するとともに，3カ月後にバルーン小腸内視鏡を行い，粘膜治癒を確認した．以後の寛解維持はアダリムマブ＋5-ASA製剤で継続中．

▶ 患者・家族への説明

感染症が重篤化する可能性，再燃の可能性について説明する．また服薬アドヒアランスが治療効果に影響することを説明する．

▶ こんなときは専門医へコンサルト

抗TNF-α抗体製剤と免疫調節薬を併用する場合は，導入時・導入後の偶発症が多く専門施設での治療が望ましい．

症例❷ 30代男性．小腸型初発例

<現病歴>2年前より2カ月に1度程度嘔気・嘔吐，その後の腹痛を認めるも1日で改善していた．1年前，前医にて上下部消化管内視鏡を近医で行うも異常認めなかった．今回，同様の症状が2度続いて起こったため前医を受診．腹部単純X線上ニボーを指摘され，症状はすみやかに改善したが，精査加療目的にて当科紹介，入院となった．

<既往歴>特記事項なし．

<内服薬>なし．

<嗜好歴>喫煙：20歳から15本／日．

<身体所見>BMI：23.1 kg/m^2．腹部：平坦，軟，圧痛なし，腫瘤触知なし．

<検査所見>WBC 6,650/μL，RBC 488×10^4/μL，Hb 15.5 g/dL，Plt 28.5×10^4/μL，ALT 13 U/L，Tcho 142 mg/dL，CRP 0.08 mg/dL，TP 6.8 g/dL，Alb 4.4 g/dL，QFT（−）．

便培養：起炎菌を疑う発育なし．

症例❷のチェックリスト

Step up therapy

5-ASA製剤（経口）	☑ 初発例 ☑ 軽症例 ☐ 炎症型（狭窄・瘻孔なし）	☑ 深い潰瘍を認めない ☑ 外来症例 ☑ 疑診例
副腎皮質ステロイド（経口・経静脈）	☐ 中等症以上 ☑ 副作用の懸念がない ☑ 活動性の痔瘻や膿瘍がない	☑ 過去に投与歴がない ☑ 本剤で寛解導入後の維持戦略がある
経腸成分栄養療法	☑ 軽症～中等症例 ☑ 小腸型，小腸・大腸型 ☐ 薬物治療の副作用に懸念の強い症例 ☐ 抗TNF-α抗体製剤二次無効例	☐ 小児または高齢者 ☑ 予後不良因子が少ない ☑ 狭窄もしくは狭窄症状

Top down therapy

| 抗TNF-α抗体製剤 | ☐ 中等症～重症例
 ☐ 既存治療抵抗・困難例
 ☐ 免疫調節薬で寛解維持困難・不耐例 | ☐ 肛門病変あり
 ☐ 予後不良因子あり
 ☑ 高度な腸管の線維性狭窄・腹腔内膿瘍なし |

➡チェックが多い5-ASA製剤を用いたStep-up therapyを選択

＜画像検査＞

バルーン小腸内視鏡：Bauhin弁に狭窄を認めた．スコープが通過せずバルーン拡張を行ったうえで回腸末端を観察したところ，縦走傾向をもつ地図上潰瘍が回腸末端30cmほどに散在した（図2）．生検にて明らかな肉芽腫像は認めず．

腹部CT：終末回腸に軽度の壁肥厚あり，周囲の結腸間膜に1cm未満のリンパ節を認めた．

以上より小腸型クローン病疑い（A2L1B2）と診断した．

症例❷の対応

▶ 治療

- 5-ASA製剤メサラジン（ペンタサ®）錠1回1g1日2回を開始した．

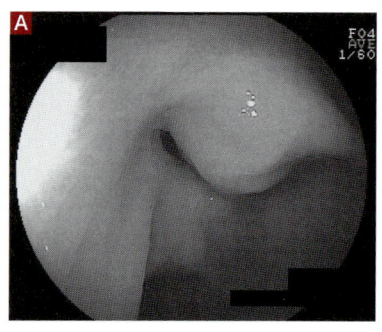

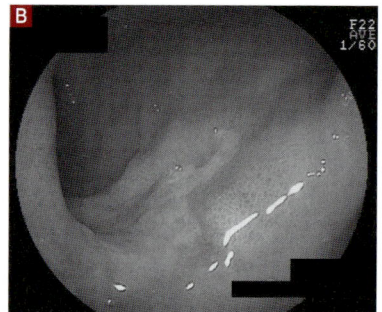

図2　バルーン小腸内視鏡
A：回盲弁　B：回腸末端
カラーアトラスp.19 24 参照.

▶ 無効の場合は？

　5-ASA製剤のみでは症状の残存を認めたため，服薬アドヒアランス指導，および禁煙を開始した．

▶ 再燃した場合は？

　経腸成分栄養療法や抗TNF-α抗体製剤を考慮する．

▶ 寛解の判断と維持療法への移行のタイミング

　服薬アドヒアランス改善と禁煙により症状の消失を認め，内視鏡的にも狭窄の進行を認めていない．現在メサラジン＋禁煙継続で経過観察中．

▶ 患者・家族への説明

　きちんと服薬することと禁煙することが治療のうえでは重要であることを説明する．

▶ こんなときは専門医へコンサルト

　初発例は疑診例も多く，初期治療時は専門医にコンサルトする．また，腹痛が持続する場合，漫然と診てしまいがちだが，狭窄症状の可能性もあるため専門的な精査が必要なケースが多い．

文献

1) Dignass A, et al：J Crohns Colitis, 4：28-62, 2010
2) Hanauer SB：Best Pract Res Clin Gastroenterol, 17：131-137, 2003
3) D'Haens G, et al：Lancet, 371：660-667, 2008

§2 クローン病

2 狭窄を伴う症例の治療選択

河口貴昭

エキスパートはこう考える

　クローン病の腸管狭窄の治療戦略を立てる際は，まず手術適応の有無について検討する．狭窄部に口側腸管が拡張しているような所見，あるいは狭窄部に瘻孔を伴っている所見は狭窄部の内圧が高まっていることを示唆しており，手術適応と考える．また稀に狭窄部に癌が合併していることもあるので注意が必要である．

　次に，手術適応ではない場合，粘膜炎症による浮腫性狭窄か，線維化による線維性狭窄かを判断する．前者の場合抗炎症治療により狭窄の改善が見込まれるが，後者は不可逆的な変化であり抗炎症治療の効果は期待できない．しかし実際には浮腫性変化と線維性変化が混在した狭窄の場合が多く，判断は容易ではない．内視鏡，消化管造影，CT，MRIなどの画像所見から総合的に判断する必要がある．一方で炎症性変化の強い病変（縦走潰瘍，敷石状変化など）は放置すればいずれ狭窄が進行する可能性が高く，積極的な抗炎症治療を考慮する．

　小腸は大腸よりも狭窄症状が出やすく，絶食・点滴による腸管安静，エレンタール®︎などの経腸成分栄養療法や大建中湯は症状の緩和に有効である．大腸狭窄があると自然と下痢となって通過することが多いが，硬便により通過しにくい場合は緩下薬が有用なことがある．

候補となる薬剤・チェックリスト

5-ASA製剤（経口） →p.46	☐ 初発例 ☐ 軽症例 ☐ 炎症型（狭窄・瘻孔なし）	☐ 深い潰瘍を認めない ☐ 外来症例 ☐ 疑診例
副腎皮質ステロイド（経口・経静脈） →p.59	☐ 中等症以上 ☐ 副作用の懸念がない ☐ 活動性の痔瘻や膿瘍がない	☐ 過去に投与歴がない ☐ 本剤で寛解導入後の維持戦略がある
免疫調節薬 →p.66	☐ インフリキシマブによる寛解導入療法との併用	☐ 禁忌となる背景なし
抗TNF-α抗体製剤 →p.73	☐ 中等症〜重症例 ☐ 既存治療抵抗・困難例 ☐ 免疫調節薬で寛解維持困難・不耐例	☐ 肛門病変あり ☐ 予後不良因子あり ☐ 高度な腸管の線維性狭窄・腹腔内膿瘍なし
経腸成分栄養療法 →p.87	☐ 軽症〜中等症例 ☐ 小腸型, 小腸・大腸型 ☐ 薬物治療の副作用に懸念の強い症例	☐ 抗TNF-α抗体製剤無効例 ☐ 小児または高齢者 ☐ 予後不良因子が少ない ☐ 狭窄もしくは狭窄症状
中心静脈栄養 →p.92	☐ 重症例 ☐ 栄養状態不良 ☐ 頻回の下痢 ☐ 狭窄・瘻孔・膿瘍形成	☐ 高度の肛門部病変 ☐ 薬物治療のみで状態の改善が見込めない症例
補助療法		
漢方薬 →p.102	☐ 既存治療抵抗症例	☐ 既存治療不耐症例

症例でわかる治療の進め方

症例❶　30代男性．大腸狭窄の大腸・小腸型症例

＜現病歴＞10年前に慢性下痢が出現し，精査の結果小腸・大腸型クローン病と診断された．2年前に下行結腸の穿通による後腹膜膿瘍および回腸-S状結腸間の内瘻を認め，左側結腸部分切除・回腸回盲部切除術を受けた．術後，アザチオプリンを開始されたが白血球減少を認め中止，メサラジンで加療された．今年になって下痢，貧血，倦怠感が強く入院となった．

＜既往歴＞25歳時に痔瘻手術．

＜嗜好歴＞喫煙なし．飲酒なし．

＜内服歴＞メサラジン 3,000 mg/日．

＜身体所見＞身長 170 cm，体重 60 kg，体温 37.0 ℃，水様下痢 9 行/日．
眼瞼結膜：貧血あり．
腹部：平坦，軟，腸蠕動音正常，鼓音なし，腹部自発痛なし，圧痛なし，腫瘤触知なし．
直腸診：痔瘻は落ち着いている．
CDAI 345 点．

＜検査所見＞TP 6.6 g/dL，Alb 3.4 g/dL，ALP 正常，Fe 5 μg/dL，CRP 4.1 mg/dL，ESR 52 mm/h，WBC 7,740/μL，Hb 7.9 g/dL，Ht 27.8 %，Plt 48.8×10^4/μL，HBV・HCV（−）．
ツベルクリン反応：10×10 mm（硬結なし）．

＜画像検査＞
腹部骨盤部造影CT：左側結腸の壁肥厚あり，口側腸管の拡張なし，腹腔内や骨盤内に膿瘍なし．
小腸二重造影：小腸異常なし．
下部消化管内視鏡：S状結腸に縦走潰瘍と敷石状変化，狭小化を認め，下行結腸吻合部に縦走潰瘍を伴う狭窄を認める（図1）．
上部消化管内視鏡：慢性胃炎．
胸部単純X線：異常なし．

症例❶のチェックリスト

5-ASA 製剤（経口）	☐ 初発例 ☐ 軽症例 ☐ 炎症型（狭窄・瘻孔なし）	☐ 深い潰瘍を認めない ☐ 外来症例 ☐ 疑診例
副腎皮質ステロイド （経口・経静脈）	☑ 中等症以上 ☑ 副作用の懸念がない ☑ 活動性の痔瘻や膿瘍がない	☑ 過去に投与歴がない ☐ 本剤で寛解導入後の維持戦略がある
免疫調節薬	☐ インフリキシマブによる寛解導入療法との併用	☑ 禁忌となる背景なし
抗TNF-α抗体製剤	☑ 中等症〜重症例 ☑ 既存治療抵抗・困難例 ☑ 免疫調節薬で寛解維持困難・不耐例	☑ 肛門病変あり ☑ 予後不良因子あり ☑ 高度の腸管の線維性狭窄・腹腔内膿瘍なし
インフリキシマブ	☐ 免疫調節薬投与可能 ☑ 自己注射拒否・困難例	☐ アダリムマブ二次無効例 ☑ 8週ごとの点滴が可能
アダリムマブ	☐ インフリキシマブ二次無効例 ☐ インフリキシマブ使用困難例	☑ 免疫調節薬不耐・拒否 ☐ 在宅自己注射希望
経腸成分栄養療法	☑ 軽症〜中等症例 ☐ 小腸型, 小腸・大腸型 ☑ 薬物治療の副作用に懸念の強い症例	☐ 抗TNF-α抗体製剤無効例 ☐ 小児または高齢者 ☐ 予後不良因子が少ない ☑ 狭窄もしくは狭窄症状
中心静脈栄養	☐ 重症例 ☐ 栄養状態不良 ☑ 頻回の下痢	☐ 狭窄・瘻孔・膿瘍形成 ☐ 高度の肛門部病変 ☐ 薬物治療のみで状態の改善が見込めない症例

補助療法

漢方薬	☑ 既存治療抵抗症例	☑ 既存治療不耐症例

➡ チェックの多い抗TNF-α抗体製剤（インフリキシマブ）を選択

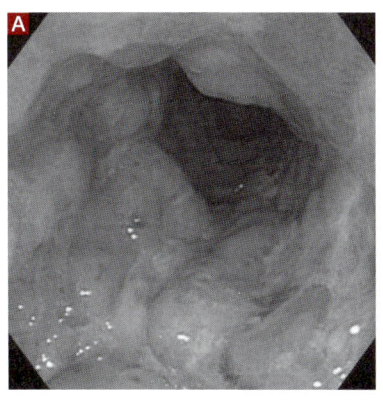

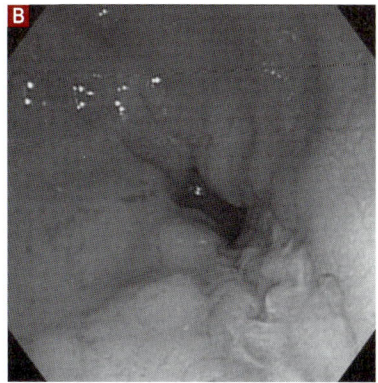

図1 治療前の下部消化管内視鏡所見
A：S状結腸　B：下行結腸吻合部
カラーアトラスp.20 25 参照.

症例❶の対応

▶治療

- インフリキシマブ 5 mg/kgの開始
- サラゾスルファピリジン 1回2,000 mg，1日2回への変更
- 鉄剤点滴静注.

　S状結腸の縦走潰瘍・敷石状変化・狭小化病変は炎症性浮腫の要素が大きいと判断し，炎症の活動性が高く免疫調節薬が不耐であることから抗TNF-α抗体製剤のインフリキシマブを選択した．
　また下行結腸狭窄に関しては，内視鏡が通過することと狭窄症状がないことから手術適応ではないと判断し，線維性狭窄の要素が大きく抗炎症治療による改善は見込まれないものの，縦走潰瘍の悪化によるさらなる狭窄の進行を抑制させるためにもインフリキシマブが必要と判断した．また5-ASA製剤についてはメサラジンをより大腸への移行率の高いサラゾスルファピリジンに変更した．不顕性出血による慢性の鉄欠乏性貧血に対し鉄剤の点滴静注を行った．

▶無効の場合は？

　狭窄症状が顕在化した場合には狭窄部に対して内視鏡的バルーン拡張術や外科的切除を考慮する．

▶再燃した場合は？

　抗炎症治療が有効な病変かどうかを画像的に再確認する．インフリキシマブの二

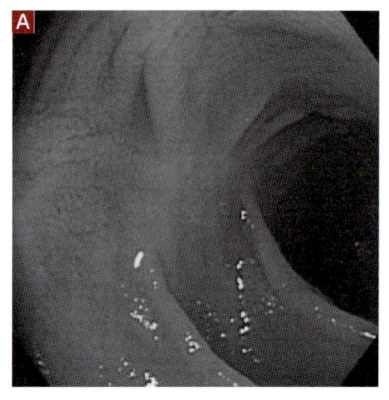

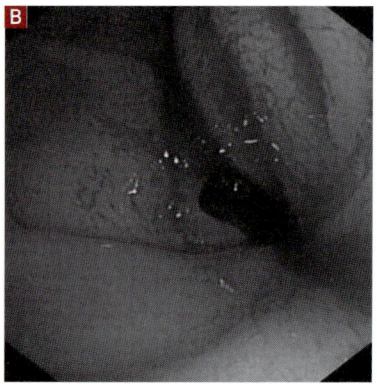

図2 治療後の下部消化管内視鏡所見
A：S状結腸　B：下行結腸吻合部
カラーアトラス p.20 26 参照.

次無効による炎症性変化の悪化であればインフリキシマブの10 mg/kgへの増量（本症例では免疫調節薬は不耐のため併用せず）やアダリムマブへの変更を検討する．線維性狭窄の悪化であれば内視鏡的バルーン拡張術や外科的切除を考慮する．

▶寛解の判断と維持療法への移行のタイミング

　基本的には寛解導入療法をそのまま維持療法として継続する．大腸の炎症は症状として顕在化しやすく，血液の炎症値にも反映されやすいため，臨床症状や疾患活動性スコア（CDAI値など），血液データから寛解傾向かを判断できる．しかし大腸の狭窄（特に狭窄が肛門側に近いほど）が存在すると便は狭窄部を通過するために下痢となることから，下痢や排便回数の増加の原因が炎症なのか狭窄なのかは画像所見や血液データなどを総合して判断する必要がある．

　本症例でもインフリキシマブによりS状結腸の炎症は著明に改善し内腔も広がったが，下行結腸吻合部の線維性狭窄は変化がなく，排便回数は多いままであった（図2）．

　なお，抗炎症治療が奏功すると大腸からの水分吸収が改善し便が硬くなることで腸閉塞を起こすことがあるため注意が必要である．

▶患者・家族への説明

　「強い炎症によって腸の壁が腫れてしまっている部分に関しては炎症を抑える治療によって改善が期待できます．一方，硬くなってしまった狭窄部位に関しては抗炎症治療を行っても進行を抑えることはできても改善することは困難です．硬くなってしまった狭窄に関しては詰まる症状が出てくるようであれば狭窄を解除する処置・手術が必要となります．」

▶ **こんなときは専門医へコンサルト**

　　確定診断や治療方針の策定・変更の際に病院設備の都合で狭窄部より口側の検索ができない場合は専門医にコンサルトする．

　　狭窄を有するクローン病の治療を開始する際には，いざ外科的治療が必要となった場合にすみやかに紹介できる環境を整えておく．また通過障害の症状の頻度が増してきている場合や口側腸管の拡張を伴うような高度狭窄を認める場合には，手術の必要性を念頭に専門医へコンサルトする．

症例❷　20代男性．小腸狭窄の小腸型症例

<現病歴> 5年前に痔瘻と貧血が出現．今年になって腹痛，嘔吐で前医に入院した．下部回腸狭窄と終末回腸の縦走潰瘍を認め，生検で類上皮細胞肉芽腫を認めたため小腸型クローン病と診断された．大腸病変なし．インフリキシマブを導入されたが，その後短期間に2度の腸閉塞症状があり，手術目的に当院へ転院となった．

<既往歴> 小児喘息．

<嗜好歴> 喫煙なし．飲酒なし．

<内服歴> メサラジン 3,000 mg/日，エレンタール®（80 g）1回1包　1日3回（毎食後）．

<身体所見> 167 cm，50 kg，体温37.2℃，軟便1行/日．
眼瞼結膜：貧血なし．
腹部：平坦，軟，腸蠕動音正常，鼓音軽度あり，腹部自発痛なし，圧痛なし，腫瘤触知なし．
直腸診：痔瘻は落ち着いている．
CDAI 171点．

<血液検査> TP 7.1 g/dL，Alb 3.8 g/dL，ALP正常，Fe 39 μg/dL，CRP 0.0 mg/dL，ESR 9 mm/h，WBC 4,600 /μL，Hb 12.7 g/dL，Ht 40.6％，Plt 17.7×10^4/μL，HBV・HCV（−）．

<画像検査>
小腸二重造影：上〜下部回腸に多発する小潰瘍〜縦走潰瘍と狭小・狭窄病変を認めるが，口側腸管の拡張やバリウムの停滞は認めない（図3）．
大腸内視鏡：異常なし．

症例❷のチェックリスト

5-ASA製剤（経口）	☐ 初発例 ☐ 軽症例 ☐ 炎症型（狭窄・瘻孔なし）	☐ 深い潰瘍を認めない ☐ 外来症例 ☐ 疑診例
副腎皮質ステロイド （経口・経静脈）	☑ 中等症以上 ☑ 副作用の懸念がない ☑ 活動性の痔瘻や膿瘍がない	☑ 過去に投与歴がない ☐ 本剤で寛解導入後の維持戦略がある
免疫調節薬	☑ インフリキシマブによる寛解導入療法との併用	☑ 禁忌となる背景なし
抗TNF-α抗体製剤	☑ 中等症〜重症例 ☐ 既存治療抵抗・困難例 ☐ 免疫調節薬で寛解維持困難・不耐例	☑ 肛門病変あり ☑ 予後不良因子あり ☑ 高度な腸管の線維性狭窄・腹腔内膿瘍なし
経腸成分栄養療法	☑ 軽症〜中等症例 ☑ 小腸型，小腸・大腸型 ☑ 薬物治療の副作用に懸念の強い症例	☑ 抗TNF-α抗体製剤無効例 ☐ 小児または高齢者 ☐ 予後不良因子が少ない ☑ 狭窄もしくは狭窄症状
中心静脈栄養	☐ 重症例 ☐ 栄養状態不良 ☐ 頻回の下痢 ☑ 狭窄・瘻孔・膿瘍形成	☐ 高度の肛門部病変 ☑ 薬物治療のみで状態の改善が見込めない症例
補助療法		
漢方薬	☑ 既存治療抵抗症例	☐ 既存治療不耐症例

➡ チェックの多い経腸成分栄養療法を選択（抗TNF-α抗体製剤は継続）

症例❷の対応

▶ **治療**

- エレンタール®（80 g）1回1包 1日2回（経口）＋1回3包 1日1回（経鼻経管）と大建中湯（2.5 g）1回2包 1日3回の追加，
  インフリキシマブ5 mg/kg（8週ごと），とメサラジン 3,000 mg/日の継続
  線維性の狭小狭窄が病変の主体であるため，ステロイドのような抗炎症効果によ

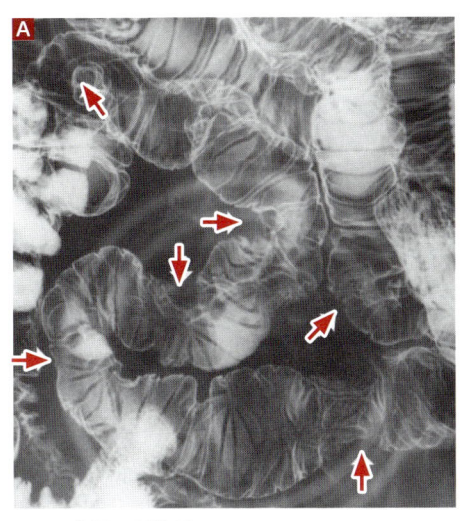

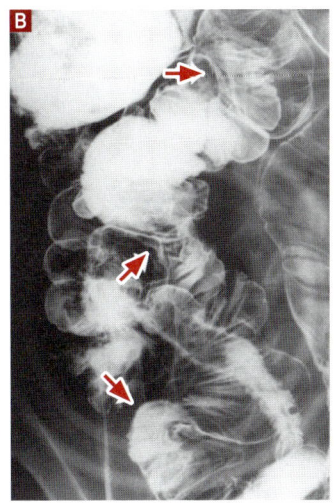

図3　小腸二重造影
A：上部回腸
B：下部回腸
狭小・狭窄病変（→）

る寛解導入療法の追加は有効ではないと判断した．画像上は高度の狭窄ではないことから保存的加療が可能と判断し，経腸成分栄養療法を強化した．エレンタール®を夜間に経鼻経管投与で900 kcal，日中に経口投与で600 kcalおよび低残渣低脂肪食を少量摂取とし，腸閉塞予防に大建中湯を追加した．さらなる炎症の進行を抑制するためにインフリキシマブ点滴静注，メサラジン内服は継続とした．

▶無効の場合は？

狭窄症状が顕在化した場合には狭窄部に対して内視鏡的バルーン拡張術や外科的切除を考慮する．

▶再燃した場合は？

抗炎症治療が有効な病変かどうかを画像的に再確認する．インフリキシマブの二次無効による炎症性変化の悪化であれば免疫調節薬の併用やインフリキシマブの10 mg/kgへの増量，アダリムマブへの変更を検討する．線維性狭窄の悪化であれば内視鏡的バルーン拡張術や外科的切除を考慮する．

▶寛解の判断と維持療法への移行のタイミング

基本的には寛解導入療法をそのまま維持療法として継続するが，小腸狭窄病変はCRPなど採血データに反映されにくく，通過障害さえ起こらなければ臨床症状も落

ち着いていることが多いため，症状や血液検査結果で寛解を判断するのは難しい．本症例は経腸成分栄養療法と抗TNF-α抗体製剤治療を継続し，年1回小腸造影でフォローしたが，4年後に回腸狭窄の進行を認め手術を行った．

▶患者・家族への説明

「小腸に狭窄を有する場合，成分栄養剤は高カロリー，低脂肪，低残渣で吸収に優れるため，腸に負担をかけずに必要な栄養が摂取できます．またアミノ酸が豊富で腸管粘膜の修復作用や抗炎症作用もあります．夜間の経腸成分栄養療法を併用することで日中のみでは摂取しきれない量の成分栄養剤を摂ることができ，調子が悪いときは自主的にfull ED（絶食しすべて栄養を成分栄養剤で摂取）にすることで症状を緩和させることができます．入院や手術を回避し社会生活を維持するためにも，経腸成分栄養療法を上手に利用することが大切です．大建中湯は生姜と山椒の成分が腸を中から温めて腸の動きが低下している部分を正常に戻す作用があり，狭窄部で停滞しがちな内容物を押し流しておなかの張りを取る効果があります．」

▶こんなときは専門医へコンサルト

病院設備の都合で全小腸の検索ができない場合は，確定診断や治療方針の策定・変更の際に専門医にコンサルトする．手術適応の病変や免疫抑制治療が禁忌の病変を見落とす可能性があるためである．

狭窄を有するクローン病の治療を開始する際には，いざ外科的治療が必要となった場合にすみやかに紹介できる環境を整えておく．また通過障害の症状の頻度が増してきている場合や口側腸管の拡張を伴うような高度狭窄を認める場合には，手術の必要性を念頭に専門医へコンサルトする．

第3章 治療薬の導入・切り替えの考え方

§2 クローン病

3 肛門病変や外瘻を伴う症例の治療選択

西村潤一, 水島恒和, 森 正樹

エキスパートはこう考える

　クローン病の肛門病変は原発病変と続発性難治性病変がある．原発病変には裂肛，深い潰瘍，縦走潰瘍を伴う病変があり，続発性難治性病変として肛門周囲膿瘍や痔瘻がある．原発病変に対してはクローン病に対する内科的治療に準じて抗TNF-α抗体製剤や抗菌薬，免疫調節薬を使用する．続発性難治性病変に対しては基本的にはシートンドレナージを用いた外科的治療が行われる．抗TNF-α抗体製剤が痔瘻に対して有効であるという報告もある[1]．しかし，内科的治療を行う場合には局所の感染制御がなされていることが必須であり，膿瘍などを伴う場合にはドレナージ，抗菌薬による治療を行い，可能であればMRI等の画像検査を行い，膿瘍が消失したことを確認したのちに内科的治療を行う．また，肛門部は癌合併頻度の高い部位であり長期経過例に対しては組織学的検索を積極的に行うことで早期発見に努める必要がある．

　腸管皮膚瘻などの外瘻に対しても外科的治療が第一選択と考えられる．症例によってはインフリキシマブにより外瘻が消失することもあるが[2]，狭窄などの通過障害を伴う外瘻の場合には難治性であるため画像診断による腸管検索が必須である．

チェックリストは次頁 ▶

候補となる薬剤・チェックリスト

内科的治療

抗TNF-α抗体製剤 →p.73	☐ 中等症〜重症例 ☐ 既存治療抵抗・困難例 ☐ 免疫調節薬で寛解維持困難・不耐例	☐ 肛門病変あり ☐ 予後不良因子あり ☐ 高度な腸管の線維性狭窄・腹腔内膿瘍なし
抗菌薬 →p.106	☐ 初発例 ☐ 軽症〜中等症例 ☐ 大腸病変を有する症例	☐ 痔瘻 ☐ 膿瘍

外科的治療

緊急/準緊急手術 →p.116	☐ 穿孔 ☐ 大量出血	☐ 内科的治療で改善しない腸閉塞，膿瘍（肛門病変含む）
待機手術 →p.116	内科的治療抵抗性の ☐ 狭窄 ☐ 瘻孔	☐ 膿瘍 ☐ 肛門病変 ☐ 癌

※手術は1つでも当てはまる場合は考慮する

症例でわかる治療の進め方

症例❶　30代男性．手術創における外瘻症例

＜現病歴＞2年前に回腸穿孔のため回盲部切除を施行．病理標本にてクローン病と診断された．術後メサラジン（ペンタサ®）を導入するも薬剤性皮疹のため中止となった．術後8カ月めより手術創より腸液の排出を認め前医にてアダリムマブ初回に160 mg，初回投与2週間後に1回80 mg，以降2週間ごとに1回40 mgを皮下注射した．アダリムマブ治療により瘻孔からの排液量は減少したが完全閉鎖には至らなかった．外科的治療を視野に入れた精査を行うため当院紹介となった．

＜既往歴・アレルギー歴＞ペンタサ®に対する薬剤性皮疹．

＜内服薬・注射薬＞ビオフェルミン3 g/日，クラビット500 mg/日．

＜身体所見＞下腹部正中創を認める．正中創の中央に瘻孔を認める（図1）．

＜画像検査＞

　経口小腸内視鏡造影：癒着のため深部への挿入ができないためガストログラフィンによる造影を施行した（図2）．→の部分に狭窄，造影剤の体表への流出を認めた．小腸内視鏡による粘膜面は数カ所のびらんを認めるのみ．

　腹部造影CT：正中創直下に小腸を認め，創との交通を疑う（図3）．尾側に前回手術の吻合のステープルを認める．

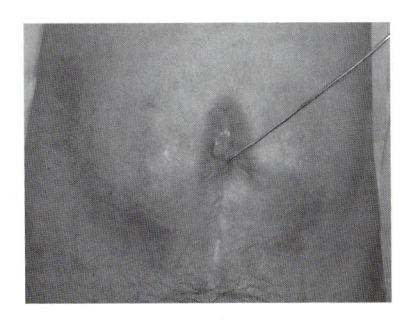

図1　下腹部の手術創
瘻孔にゾンデを挿入している．
カラーアトラスp.20 27 参照．

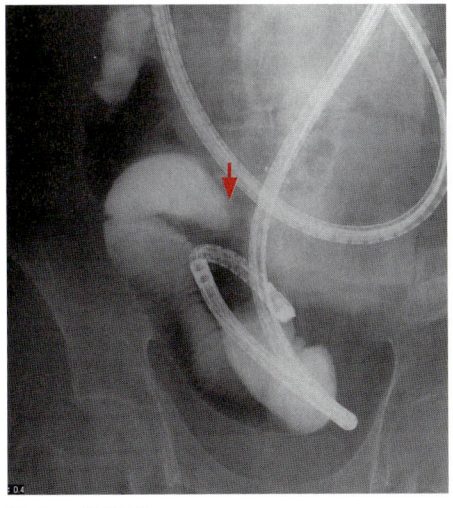

図2　小腸造影
→が腸管狭窄部位でありこの部位から皮膚への造影剤の漏出を認めた．

症例❶のチェックリスト

内科的治療

抗TNF-α抗体製剤	☒ 中等症〜重症例 ☒ 既存治療抵抗・困難例 ☐ 免疫調節薬で寛解維持困難・不耐例	☐ 肛門病変あり ☒ 予後不良因子あり ☐ 高度な腸管の線維性狭窄・腹腔内膿瘍なし
抗菌薬	☐ 初発例 ☒ 軽症〜中等症例 ☐ 大腸病変を有する症例	☐ 痔瘻 ☒ 膿瘍

外科的治療

緊急/準緊急手術	☐ 穿孔 ☐ 大量出血	☒ 内科的治療で改善しない腸閉塞, 膿瘍(肛門病変含む)
待機手術	内科的治療抵抗性の ☒ 狭窄 ☒ 瘻孔	☐ 膿瘍 ☐ 肛門病変 ☐ 癌

※手術は1つでも当てはまる場合は考慮する

➡ チェックの多い外科的治療（待機手術）を選択

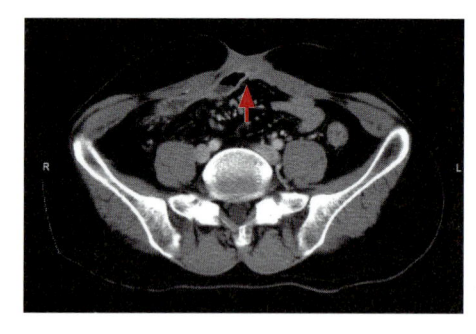

図3 腹部造影CT
正中創腹壁付近に拡張した腸管があり皮膚との連続性を示す（➡）.

症例❶の対応

▶治療

　　　内科的治療によっても改善しない外瘻と判断して回結腸切除, 瘻孔切除を施行した. 切除標本では前回吻合部位よりも肛門側に狭窄を認め, その部位に瘻孔を認めた.

▶ **患者・家族への説明**

「腸管の狭窄があるために外瘻を生じた状態であり，狭窄が改善しない限り外瘻は閉鎖しません．内科的治療によって改善しない狭窄があり，手術適応と判断されます．狭窄部位は切除し吻合することが多く，吻合した腸管は狭窄をきたし，再度外瘻となる可能性もあります．狭窄をきたさないためには内科的治療を行うこと，定期的に検査を行いメンテナンスをすることが重要です」

▶ **こんなときは専門医へコンサルト**

外瘻を生じた原因部位の検索が重要である．不可逆的な狭窄を認める場合には内科的治療を継続するよりも外科的治療を検討するために，外科専門医へのコンサルトが必要である．

症例❷ 30代女性．肛門周囲に膿瘍を認めた症例

<現病歴>22歳時より当院内科にてクローン病フォロー中，3カ月前より肛門痛を認め，徐々に悪化するため外科受診となった．CDAI 204.54点．

<既往歴・アレルギー歴>特記事項なし．

<手術歴>16年前腹腔鏡下右半結腸切除術．6年前回腸〜左側結腸切除．

<内服薬・注射薬>ペンタサ®3g/日，エレンタール®，ルリッド®300mg/日．

<身体所見>下腹部正中に手術創あり．肛門部10時方向に2カ所，7時方向に1カ所の二次孔を認め圧迫により排膿を認める．

<画像所見>

小腸内視鏡：前回吻合部の口側4cmに縦走潰瘍（図4A）と狭窄を認める（図4B）．

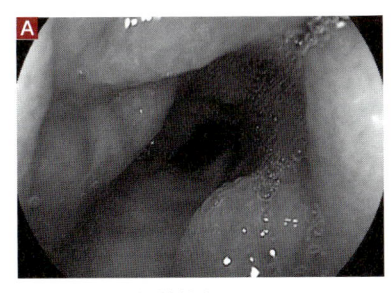

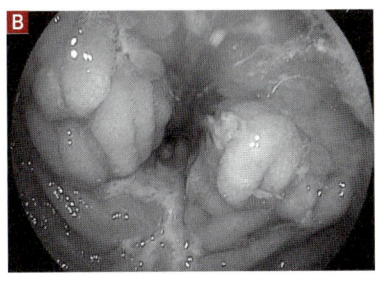

図4 小腸内視鏡検査
A：吻合部より口側4cmの部位に縦走潰瘍を認める．
B：狭窄を認める．
カラーアトラスp.21 28 参照．

症例❷のチェックリスト

内科的治療

抗TNF-α抗体製剤	☑ 中等症〜重症例 ☐ 既存治療抵抗・困難例 ☐ 免疫調節薬で寛解維持困難・不耐例	☑ 肛門病変あり ☑ 予後不良因子あり ☑ 高度な腸管の線維性狭窄・腹腔内膿瘍なし
抗菌薬	☐ 初発例 ☑ 軽症〜中等症例 ☑ 大腸病変を有する症例	☑ 痔瘻 ☑ 膿瘍

外科的治療

緊急/準緊急手術	☐ 穿孔 ☐ 大量出血	☑ 内科的治療で改善しない腸閉塞,膿瘍(肛門病変含む)
待機手術	内科的治療抵抗性の ☐ 狭窄 ☑ 瘻孔	☑ 膿瘍 ☑ 肛門病変 ☐ 癌

※手術は1つでも当てはまる場合は考慮する

➡ チェックの多い外科的治療(待機手術)を選択

骨盤MRI検査:肛門周囲に膿瘍を認め(図5A),臀部皮下に膿瘍を認める(図5B).

症例❷の対応

▶治療

麻酔下に肛門部を観察した.9時方向に一次孔を認め,6時,7時,10時,11時に二次孔を認めた(図6A).二次孔を切開し膿瘍腔内を掻破後,一次孔から二次孔,二次孔から二次孔のシートンドレナージを行った(図6B).シートンドレナージ後にインフリキシマブの投与を開始した.

▶患者・家族への説明

「シートンドレナージは複雑な痔瘻の病変を単純化し,最終的に瘻孔の自然閉鎖を促す方法です.シートンドレナージを施行しながら社会復帰することは可能であ

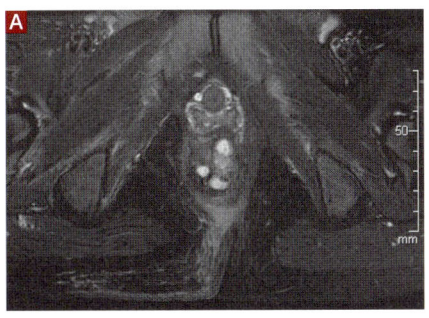

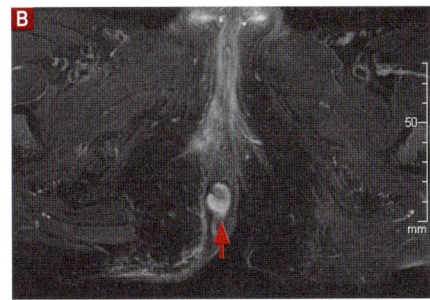

図5 骨盤MRI検査
A：肛門周囲にT2高信号の液貯留を認める．
B：Aの尾側の左側臀部皮下に連続する液貯留を認める（→）．

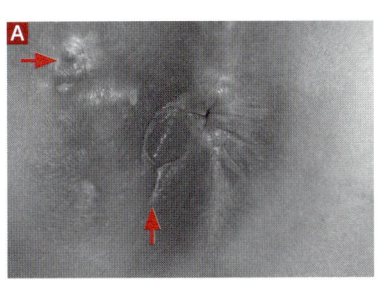

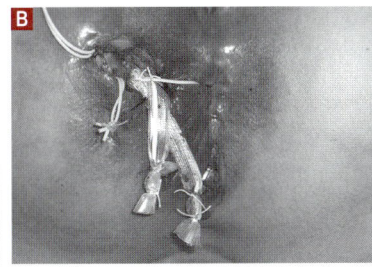

図6 肛門病変の写真
A：7時，10時方向に二次孔（→）を認める．
B：10時方向の膿瘍部皮膚を円形に切離し9時方向に認めた一次孔と二次孔，二次孔と二次孔にシートンドレナージを施行．
カラーアトラスp.21 29 参照．

り痔瘻の治療として有効です．しかし，多くの場合に再発をきたすため何度もシートンドレナージを行う必要があります．肛門周囲の炎症，瘢痕形成のため肛門狭窄をきたす場合があり，この場合には人工肛門を作成することがあります」

▶ **こんなときは専門医へコンサルト**

肛門周囲膿瘍となっている症例，複雑痔瘻となっている症例は有効なシートンドレナージが必要であり，専門医へコンサルトする必要がある．

文献
1) Sands BE, et al：The New England journal of medicine, 350：876-885, 2004
2) Amiot A, et al：The American journal of gastoroenterology, 109：1443-1449, 2014

第3章 治療薬の導入・切り替えの考え方
§2 クローン病

4 寛解後の維持療法をどうするか

鎌田紀子

エキスパートはこう考える

　クローン病の寛解導入後は，臨床的寛解だけでなく，できるだけ内視鏡的な寛解維持（粘膜治癒）を目標に治療を行うことが重要である．クローン病の維持療法は栄養療法と薬物療法に大別される．栄養療法には経腸成分栄養療法と中心静脈栄養療法があり，薬物療法には5-ASA製剤，免疫調節薬や抗TNF-α抗体製剤が代表的な維持治療薬である．

　現行治療の寛解維持の適切性の評価は，臨床症状や血液検査所見のみならず，客観的な画像検査やバイオマーカーでのモニタリングを計画的に行うことが望ましい．

候補となる薬剤・チェックリスト

5-ASA製剤（経口） →p.46	☐ 本剤による寛解導入例 ☐ 術後再燃予防 ☐ 軽症例	☐ 長期安定例 ☐ 炎症型（狭窄・瘻孔なし）
免疫調節薬 →p.66	☐ ステロイドによる寛解導入後 ☐ インフリキシマブとの併用 ☐ 術後寛解維持	☐ 禁忌となる背景なし ☐ 抗TNF-α抗体製剤単独で二次無効例
抗TNF-α抗体製剤 →p.73	☐ 本剤による寛解導入例 ☐ 術後再燃予防	☐ 予後不良因子あり
経腸成分栄養療法 →p.87	☐ 小腸型，小腸・大腸型 ☐ 術後再燃予防 ☐ 抗TNF-α抗体製剤無効例	☐ 小児または高齢者 ☐ 本剤による寛解導入例 ☐ 予後不良因子が少ない ☐ 狭窄もしくは狭窄症状
中心静脈栄養 →p.92	☐ 短腸症候群	☐ 吸収障害

症例でわかる治療の進め方

症例❶　40代男性．術後の寛解維持療法

<現病歴>18年前にクローン病と診断．8年前より結腸狭窄にて経腸成分栄養剤と低残渣食中心にフォローされていたが，腸閉塞症状をくり返すようになり，左半結腸切除術を施行した．術後のフォローを希望され受診された．

<既往歴>小腸部分切除術（50 cm）．

<内服薬>ペンタサ®3 g/日，エレンタール® 900 kcal/日．

<身体所見>身長167 cm，体重71 kg．

<血液検査>特記事項なし．

<画像検査>特記事項なし．

症例❶の対応

▶治療
- エレンタール® 900 kcal/日，低残渣食2食/日．

▶無効の場合は？
経腸成分栄養剤の摂取速度・濃度を確認する．（それでも）症状改善がみられない場合は，減量または中止．

▶再燃した場合は？
抗TNF-α抗体製剤の導入を検討する．

▶寛解の判断と維持療法への移行のタイミング
周術期以降，臨床的に症状安定を確認した後に経腸成分栄養剤を少量ずつ希釈して開始する．900 kcal/日を目標に摂取する（術後半年～1年後に術後吻合部を内視鏡的に評価）．

▶患者・家族への説明
「○○さんは，長年栄養療法を中心に治療を継続されてきました．成分栄養剤は低残渣，低脂肪で腸管に負担の少ないアミノ酸製剤です．重篤な副作用もなく，術後の寛解維持としても有効であると認められています．今回の手術によって詰まる心配はなくなりましたが，成分栄養剤を摂取することに負担がないなら止める必要はありません．ただし，今後は定期的に内視鏡検査で再発がないかを確認していく必要があります[1]．」

症例❶のチェックリスト

5-ASA 製剤（経口）	☑	本剤による寛解導入例	☐	長期安定例
	☑	術後再燃予防	☐	炎症型（狭窄・瘻孔なし）
	☐	軽症例		
免疫調節薬	☐	ステロイドによる寛解導入後	☑	禁忌となる背景なし
	☐	インフリキシマブとの併用	☐	抗TNF-α抗体製剤単独で二次無効例
	☑	術後寛解維持		
抗TNF-α抗体製剤	☐	本剤による寛解導入例	☐	予後不良因子あり
	☑	術後再燃予防		
経腸成分栄養療法	☑	小腸型，小腸大腸型	☑	本剤による寛解導入例
	☑	術後再燃予防	☑	予後不良因子が少ない
	☐	抗TNF-α抗体製剤無効例	☐	狭窄もしくは狭窄症状
	☐	小児または高齢者		
中心静脈栄養	☐	短腸症候群	☑	吸収障害

➡チェックが多い経腸成分栄養療法を選択

▶こんなときは専門医へコンサルト

経口摂取困難時，症状増悪時には専門医にコンサルトする．

症例❷　10代女性．痔瘻を伴った症例の維持療法

＜現病歴＞ 1年前より肛門部の腫脹・疼痛を自覚．－7 kg/8カ月の体重減少，微熱持続と肛門部痛持続により日常生活や通学が困難．

＜既往歴＞ アトピー性皮膚炎．

＜身体所見＞ 身長147 cm，体重39 kg．

＜血液検査＞ WBC 9,100 /μL，CRP 0.73 mg/dL．

＜画像検査＞ 下部消化管内視鏡検査にて回盲部に潰瘍（**図1**），直腸にびらん，肛門部に痔瘻．

＜行った治療＞ 抗TNF-α抗体製剤（ヒュミラ®）にて寛解導入を行った．初回導入時と2回目は外来にて自己注射指導を行い，自身で施注できていることを確認した．3回目以降は2週ごとに自宅で自己注射を継続する．

症例❷のチェックリスト

5-ASA製剤（経口）	☐ 本剤による寛解導入例 ☐ 術後再燃予防 ☐ 軽症例		☐ 長期安定例 ☐ 炎症型（狭窄・瘻孔なし）
免疫調節薬	☐ ステロイドによる寛解導入後 ☐ インフリキシマブとの併用 ☐ 術後寛解維持		☑ 禁忌となる背景なし ☐ 抗TNF-α抗体製剤単独で二次無効例
抗TNF-α抗体製剤	☑ 本剤による寛解導入例 ☐ 術後再燃予防		☑ 予後不良因子あり
インフリキシマブ	☐ 免疫調節薬投与可能 ☐ 自己注射拒否・困難例		☐ アダリムマブ二次無効例 ☐ 8週ごとの点滴が可能
アダリムマブ	☐ インフリキシマブ二次無効例 ☐ インフリキシマブ使用困難例		☑ 免疫調節薬不耐・拒否 ☑ 在宅自己注射希望
経腸成分栄養療法	☐ 小腸型, 小腸大腸型 ☐ 術後再燃予防 ☐ 抗TNF-α抗体製剤無効例 ☑ 小児または高齢者		☐ 本剤による寛解導入例 ☐ 予後不良因子が少ない ☐ 狭窄もしくは狭窄症状
中心静脈栄養	☐ 短腸症候群		☐ 吸収障害

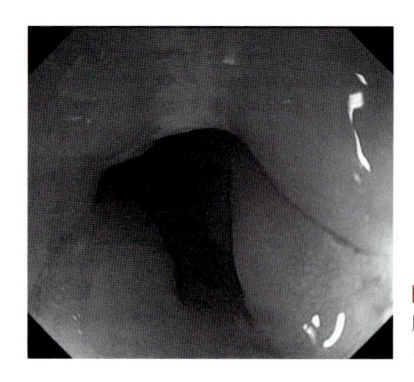

➡ 導入療法が抗TNF-α抗体製剤だったため, 引き続き抗TNF-α抗体製剤（アダリムマブ）を選択

図1 下部消化管内視鏡で認めた潰瘍
肛門管の縦走潰瘍がみられる．
カラーアトラスp.21 30 参照．

症例❷の対応

▶ 治療
- ヒト型抗TNF-α抗体製剤（ヒュミラ®）を初回に160 mg，初回投与2週ごとに40 mgを皮下投与．

▶ 無効な場合は？
入院のうえ，絶食，中心静脈栄養管理で腸管安静．

▶ 再燃した場合は？
キメラ型抗TNF-α抗体製剤（レミケード®）に変更．

▶ 寛解の判断と維持療法への移行のタイミング
ヒュミラ®導入後，臨床症状，CRPの改善にて寛解導入と判断し，以後ヒュミラ®2週間ごとに1回40 mg皮下注射で継続投与．

▶ 患者・家族への説明
「ヒュミラ®は，自宅での自己注射が可能なお薬です．2週に1回の注射でいいので，慣れると簡単ですし，治療のために学校を休む必要がありません．痔瘻を伴った腸管の活動性病変に対して，臨床症状だけでなく，内視鏡的な寛解維持効果が期待できます．」

▶ こんなときは専門医へコンサルト
長引く咳，微熱などが出現したときや，皮疹出現時には専門医にはコンサルトする．

文献
1）Ikeuchi H, et al：Hepatogastroenterology, 51：1050-1052, 2004

5 クローン病における術後治療をどうするか

日山智史

エキスパートはこう考える

　クローン病患者にとって外科手術は根治的なものではない。54〜90％の患者では術後5年の間に吻合部の内視鏡的再発を認め[1)2)]、結果的に70％の患者で再手術が必要になると報告されている[3)]。そのため、いかに再発を予防するかの戦略を立てる必要がある。

　術後の再発因子として、喫煙、穿通型、クローン病に対する既往手術の関与が明らかになっており[1)4)]、喫煙者に関しては、薬物療法の前に禁煙指導を徹底させることがEuropean Crohn's and Colitis Organisation（ECCO）のガイドラインでも述べられている[4)]。薬物療法としては5-ASA製剤、抗菌薬、経腸成分栄養、免疫調節薬、抗TNF-α抗体製剤があげられる。近年のネットワークメタ解析では、抗TNF-α抗体製剤がクローン病術後の内視鏡的、臨床的再発を抑制する最も有意な因子であることが報告されているが[5)]、全症例に対し術後に抗TNF-α抗体製剤を使用することは、安全面や、医療経済的観点において非効率的である。高齢者や軽度の腸管狭窄に対する初回手術症例などの術後再発低リスク群と考えられる症例に関しては、抗菌薬、経腸成分栄養、免疫調節薬などでのコントロールが可能との報告はあるが、直接的な抗TNF-α抗体製剤との比較試験はなく、今後の検討が必要である。また、近年実施されたPOCER試験では、術後半年の内視鏡的吻合部評価に応じた治療法の選択が、その後の内視鏡的再発率を低下させると報告された[6)]。術前再発リスクの評価、および内視鏡検査等での再発モニタリングによって、個々の患者に応じた再発予防法を選択することが重要であると考える。

候補となる薬剤・チェックリスト

免疫調節薬 →p.66	☐ ステロイドによる寛解導入後 ☐ インフリキシマブとの併用 ☐ 術後寛解維持	☐ 禁忌となる背景なし ☐ 抗TNF-α抗体製剤単独で二次無効例
抗TNF-α抗体製剤 →p.73	☐ 本剤による寛解導入例 ☐ 術後再燃予防	☐ 予後不良因子あり
経腸成分栄養療法 →p.87	☐ 小腸型, 小腸・大腸型 ☐ 術後再燃予防 ☐ 抗TNF-α抗体製剤無効例	☐ 小児または高齢者 ☐ 本剤による寛解導入例 ☐ 予後不良因子が少ない ☐ 狭窄もしくは狭窄症状

症例でわかる治療の進め方

症例❶　30代男性．吻合部切除術，S状結腸切除術後症例

＜現病歴＞ 26歳時に小腸・大腸型クローン病と診断された．4年前，アザチオプリン，インフリキシマブを開始されるも，回盲部狭窄をきたし回盲部切除術が施行された．その後，5-ASA製剤，経腸成分栄養療法にて加療されるも1年前に吻合部に内視鏡的吻合部再発を指摘され，インフリキシマブを再開した．今年になってから，下痢回数の増加，発熱，低アルブミン血症を認め，腹部CTにて回腸-S状結腸瘻が疑われたため精査加療目的に入院となった．腸管安静および抗菌薬投与にて全身状態は改善したが，腸管造影にて回腸-S状結腸瘻の存在が明らかとなったため，当院外科にて吻合部切除術，S状結腸切除術が施行された．

＜既往歴＞ 川崎病．喫煙歴：なし．

＜内服薬＞ メサラジン 3,000 mg/日，エレンタール 900 kcal/日，インフリキシマブ 5 mg/kg 8週ごと．

症例❶の対応

▶ 治療

- 術前の治療を継続し，インフリキシマブ投与（5 mg/kg），エレンタール 900 kcal/日．

▶ 無効・再燃した場合は？

インフリキシマブ増量 5 mg/kgから10 mg/kgへ増量およびアザチオプリン追加を考慮（25 mg/日より開始）．

▶ 寛解の判断と維持療法への移行のタイミング

術後半年をめどに内視鏡的吻合部観察（Rutgeertsスコア；0, 1を寛解と判断），臨床症状（CDAI），血液検査（CRP等）にて寛解を判断する．

▶ 患者・家族への説明

「腸管切除後も内瘻を伴う再発を認めていることより疾患活動性が非常に高い状態と考えます．術後再発予防に最も効果的と考えられるインフリキシマブの投与を行います．免疫調節薬との併用は，術後再燃予防に対する有益性が示されておらず，感染症や肝脾T細胞性リンパ腫を含む発癌リスクを鑑み現時点では行いません．」

▶ こんなときは専門医へコンサルト

疾患再燃時には専門医にコンサルトする．

症例❶のチェックリスト

免疫調節薬	☐ ステロイドによる寛解導入後 ☐ インフリキシマブとの併用 ☑ 術後寛解維持	☑ 禁忌となる背景なし ☐ 抗TNF-α抗体製剤単独で二次無効例
抗TNF-α抗体製剤	☑ 本剤による寛解導入例 ☑ 術後再燃予防	☑ 予後不良因子あり
インフリキシマブ	☑ 免疫調節薬投与可能 ☐ 自己注射拒否・困難例	☐ アダリムマブ二次無効例 ☑ 8週ごとの点滴が可能
アダリムマブ	☐ インフリキシマブ二次無効例 ☐ インフリキシマブ使用困難例	☐ 免疫調節薬不耐・拒否 ☐ 在宅自己注射希望
経腸成分栄養療法	☑ 小腸型,小腸・大腸型 ☑ 術後再燃予防 ☐ 抗TNF-α抗体製剤無効例 ☐ 小児または高齢者	☐ 本剤による寛解導入例 ☐ 予後不良因子が少ない ☐ 狭窄もしくは狭窄症状

➡ チェックの多い経腸成分栄養療法を選択

症例❷ 60代女性．小腸・大腸型，回盲部切除術後

<現病歴>40歳時に右下腹部痛，発熱を契機にクローン病（小腸・大腸型）と診断された．

近医にて5-ASA製剤やときおりプレドニゾロンにて加療されていたが，今年になり腸閉塞を発症したため精査・加療目的に当院紹介受診となった．回腸末端に内視鏡治療抵抗性の瘢痕狭窄を認めたため，当院消化器外科にて回盲部切除術が施行された．

<既往歴>特記事項なし．喫煙歴：なし．

<内服薬>メサラジン 3,000 mg/日，プレドニゾロン 2.5 mg/日．

<身体所見>下腹部はやや膨隆，腹部に自発痛・圧痛なし，CDAI 102点．

<血液検査>WBC 3,150/μL，RBC 374×10^4/μL，Hb 10.1 g/dL，Plt 24.9×10^4/μL，Alb 3.4 g/dL，CRP 0.08 mg/dL．

<画像検査>ダブルバルーン内視鏡検査にて他の腸管に炎症所見認めず．肛門病変なし．回腸末端に狭窄長5 cmの瘢痕狭窄あり．

症例❷のチェックリスト

免疫調節薬	□ ステロイドによる寛解導入後 □ インフリキシマブとの併用 ☑ 術後寛解維持	☑ 禁忌となる背景なし □ 抗TNF-α抗体製剤単独で二次無効例
抗TNF-α抗体製剤	□ 本剤による寛解導入例 ☑ 術後再燃予防	□ 予後不良因子あり
経腸成分栄養療法	☑ 小腸型,小腸・大腸型 ☑ 術後再燃予防 □ 抗TNF-α抗体製剤無効例 ☑ 小児または高齢者	□ 本剤による寛解導入例 ☑ 予後不良因子が少ない □ 狭窄もしくは狭窄症状

➡ チェックの多い経腸成分栄養療法を選択

症例❷の対応

▶治療

内視鏡治療抵抗性の瘢痕狭窄と判断し，当院消化器外科にて回盲部切除術を施行した．病歴より，活動性も低く再発リスクの少ない症例と判断し，術後，メサラジン（ペンタサ®）3 g/日＋経腸成分栄養剤（エレンタール®）にて治療を開始．同治療内容にて内視鏡的・臨床的寛解を維持している．

▶無効・再燃した場合は？

免疫調節薬（アザチオプリン）25 mg/日より開始，もしくは抗TNF-α抗体製剤（インフリキシマブもしくはアダリムマブ）．

▶寛解の判断と維持療法への移行のタイミング

術後半年をめどに内視鏡的吻合部観察（Rutgeertsスコア；0，1を寛解と判断），臨床症状（CDAI），血液検査（CRP等）にて寛解を判断する．

臨床的寛解状態であっても内視鏡的再発（Rutgeertsスコア；2～4点）を認めた際は上記加療を行う．

▶患者・家族への説明

「初回手術かつ疾患活動性も高くないため，術後再発のリスクはそう高くない状態と考えます．高齢でもあり安全性を考えて，経腸成分栄養療法にて治療を開始し

ます．内視鏡な評価を含めて経過をみて，再発所見があればより強力な治療に変更します．」

▶ こんなときは専門医へコンサルト

疾患再燃時には専門医にコンサルトする．

文献
1) Buisson A, et al：Aliment Pharmacol Ther, 35：625-633, 2012
2) Olaison G, et al：Gut, 33：331-335, 1992
3) Moss AC：Inflamm Bowel Dis, 19：856-859, 2013
4) Van Assche G, et al：J Crohns Colitis,4：63-101,2010
5) Singh S, et al：Gastroenterology, 148：64-76.e2; quiz e14, 2015
6) De Cruz P, et al：Lancet, 385：1406-1417, 2015

第3章 治療薬の導入・切り替えの考え方
§2 クローン病

6 高齢者の難治症例をどう治療するか

髙本俊介

エキスパートはこう考える

　クローン病は一般に若年者に多い疾患で，約5％が65歳以上の高齢者といわれている[1]．まず診断において，高齢者では虚血性腸炎や大腸憩室炎，NSAIDs起因性腸炎などとの鑑別が難しいことが多く，確定診断までに時間がかかりやすい[2]．高齢で発症した場合，病型は一般的に大腸型が多く，経過も緩やかなものが多いと報告されているが[3]，小腸に病変を有する例での経腸成分栄養療法の重要性は変わらない．5-ASA製剤やステロイド，免疫調節薬，抗TNF-α抗体製剤の投与や手術適応について，若年者との本質的な相違はないが，ステロイド使用による骨塩量減少，高血糖，感染症，副腎機能低下などの副作用は高齢者で特に出やすい．併存疾患との関係では，5-ASA製剤とワルファリンやジゴキシンとの薬物相互作用に注意が必要である．高齢者への抗TNF-α抗体製剤の投与に関しては，若年者よりも奏効率が低く，重い副作用が出やすいとの報告があり[4]，より慎重な投与が求められる．重症例，穿孔例，大量出血例では若年者よりも全身状態の悪化が早く，手術を決断するタイミングを逸しないようにしたい．

候補となる薬剤・チェックリスト

導入療法

免疫調節薬 →p.66	☐ インフリキシマブによる寛解導入療法との併用	☐ 禁忌となる背景なし
抗TNF-α抗体製剤 →p.73	☐ 中等症〜重症例 ☐ 既存治療抵抗・困難例 ☐ 免疫調節薬で寛解維持困難・不耐例	☐ 肛門病変あり ☐ 予後不良因子あり ☐ 高度な腸管の線維性狭窄・腹腔内膿瘍なし
経腸成分栄養療法 →p.87	☐ 軽症〜中等症例 ☐ 小腸型, 小腸・大腸型 ☐ 薬物治療の副作用に懸念の強い症例	☐ 抗TNF-α抗体製剤二次無効例 ☐ 小児または高齢者 ☐ 予後不良因子が少ない ☐ 狭窄もしくは狭窄症状
中心静脈栄養 →p.92	☐ 重症例 ☐ 栄養状態不良 ☐ 頻回の下痢 ☐ 狭窄・瘻孔・膿瘍形成	☐ 高度の肛門部病変 ☐ 薬物治療のみで状態の改善が見込めない症例

維持療法

5-ASA製剤（経口） →p.46	☐ 本剤による寛解導入例 ☐ 術後再燃予防 ☐ 軽症例	☐ 長期安定例 ☐ 炎症型（狭窄・瘻孔なし）
免疫調節薬 →p.66	☐ ステロイドによる寛解導入後 ☐ インフリキシマブとの併用 ☐ 術後寛解維持	☐ 禁忌となる背景なし ☐ 抗TNF-α抗体製剤単独で二次無効例
抗TNF-α抗体製剤 →p.73	☐ 本剤による寛解導入例 ☐ 術後再燃予防	☐ 予後不良因子あり

<次頁に続く>

経腸成分栄養療法 →p.87	☐ 小腸型, 小腸・大腸型 ☐ 術後再燃予防 ☐ 抗TNF-α抗体製剤無効例 ☐ 小児または高齢者	☐ 本剤による寛解導入例 ☐ 予後不良因子が少ない ☐ 狭窄もしくは狭窄症状

外科的治療

緊急/準緊急手術 →p.116	☐ 穿孔 ☐ 大量出血	☐ 内科的治療で改善しない腸閉塞, 膿瘍 (肛門病変含む)
待機手術 →p.116	内科的治療抵抗性の ☐ 狭窄 ☐ 瘻孔	☐ 膿瘍 ☐ 肛門病変 ☐ 癌

※外科手術は1つでも当てはまる場合は考慮する

症例でわかる治療の進め方

症例❶ 70代男性. 高齢者における小腸・大腸型, 穿孔症例

＜現病歴＞ 9年前に発症した小腸大腸型クローン病. 7年前に盲腸穿孔で回盲部切除, 4年前に吻合部切除術を受け, この時点で残存小腸は180 cm, 以後5-ASA製剤および経腸成分栄養剤で症状はコントロールされていたが, 今回急な腹痛を主訴に救急車で来院した. これまで2回の開腹手術歴があり, 5-ASA製剤および経腸成分栄養剤にて4年間コントロールされていた. 急激な腹痛を訴え救急受診, 穿孔性腹膜炎と診断され緊急手術となった. 吻合部の口側小腸での穿孔を認め, 小腸横行結腸吻合部切除を行った.

＜既往歴＞ 高血圧, 十二指腸潰瘍.

＜内服薬＞ ペンタサ® 2,250 mg, ビオフェルミン® 3 g, プロテカジン® 20 mg, アムロジン® OD 2.5 mg, エレンタール® 1,200 kcal/日.

＜身体所見＞ 血圧 123/73 mmHg, 脈拍数 93/分（整）, 体温 40.3 ℃.
腹部：下腹部に圧痛, 反跳痛あり.

＜血液検査＞ WBC 13,600/μL Hb 11.7 g/dL CRP 4.7 mg/dL.

＜画像検査＞ 腹部CT：腹腔内遊離ガスを認めた.

症例❶のチェックリスト

維持療法

5-ASA製剤（経口）	☑ 本剤による寛解導入例 ☑ 術後再燃予防 ☐ 軽症例	☐ 長期安定例 ☐ 炎症型（狭窄・瘻孔なし）	
免疫調節薬	☐ ステロイドによる寛解導入後 ☐ インフリキシマブとの併用 ☑ 術後寛解維持	☑ 禁忌となる背景なし ☐ 抗TNF-α抗体製剤単独で二次無効例	
抗TNF-α抗体製剤	☐ 本剤による寛解導入例 ☑ 術後再燃予防	☑ 予後不良因子あり	
経腸成分栄養療法	☑ 小腸型, 小腸・大腸型 ☑ 術後再燃予防 ☐ 抗TNF-α抗体製剤無効例 ☑ 小児または高齢者	☑ 本剤による寛解導入例 ☐ 予後不良因子が少ない ☐ 狭窄もしくは狭窄症状	

➡ チェックが多い経腸成分栄養療法を選択

症例❶の対応

▶ 治療
- ペンタサ® 2,250 mg/日＋エレンタール® 1,200 kcal/日

　この時点で免疫調節薬あるいは抗TNF-α抗体製剤の導入も検討されたが，小腸造影および大腸内視鏡にて今回穿孔した部位以外に活動性炎症を認めず，高齢でもあるために見送られ，5-ASA製剤＋経腸成分栄養剤による治療が続けられた．以後4年間寛解を維持している．

▶ 無効の場合は？
　抗TNF-α抗体製剤の導入を考慮する．

▶ 再燃した場合は？
　免疫調節薬あるいは抗TNF-α抗体製剤の導入を考慮する．

▶ 寛解の判断と維持療法への移行のタイミング
　これまでの再発はすべて吻合部の再発なので，定期的に内視鏡で吻合部を中心にチェックする．高齢者ではステロイドや抗TNF-α抗体製剤の使用は極力避けたいので，経腸成分栄養療法は継続する．

▶ 患者・家族への説明
　吻合部の再発による再手術を避けるため，経腸成分栄養療法の重要性を説明する．高齢者に対する抗TNF-α抗体製剤の投与は，重篤な副作用の発現が多いことが報告されており，慎重に投与の是非を検討しなければならないことも併せて説明を行う．

▶ こんなときは専門医へコンサルト
　急激な下血や腹痛を生じた際は外科的切除を考慮する．吻合部再発を内視鏡で確認した際は抗TNF-α抗体製剤の可否について，IBD専門医へコンサルトをする．

症例❷　60代男性．高齢者の大腸型複雑痔瘻症例

＜現病歴＞ 8年前より前医で大腸型クローン病と診断され，サラゾスルファピリジン（サラゾピリン®）を投与されていたが，服薬アドヒアランスが悪かった．臀部の腫脹，潰瘍が出現し，瘻孔形成が疑われ切開排膿していたが，根治術の目的で当院外科へ紹介となる．

＜既往歴＞ ペンタサ®により皮疹．

＜内服薬＞ サラゾスルファピリジン　3,000 mg/日．

＜身体所見＞ 血圧140/82 mmHg，脈拍数103/分（整），体温36.7℃，右臀部の創部は離開し，便汁により汚染されている．

＜血液検査＞ WBC 4,800 /μL Hb 11.9 g/dL ALB 3.3 g/dL CRP 0.3 mg/dL．

＜画像検査＞ 下部消化管内視鏡において上行結腸に縦走潰瘍，S状結腸に3か所の瘢痕狭窄，直腸肛門部に深掘れ潰瘍を認める．

症例❷の対応

▶ 治療

　　入院後禁飲食，中心静脈栄養とし，インフリキシマブ5 mg/kgを開始した．その後食事を開始したところ臀部の創部から便の流出を認めたため，再度禁飲食とし，狭窄部の口側である横行結腸に人工肛門造設を行った．インフリキシマブは外来で継続予定である．

　　もともと服薬アドヒアランスが不良な患者であり，大腸型で経腸成分栄養療法の効果は限定的と考えられたため，導入しなかった．

▶ 無効の場合は？

　　免疫調節薬追加，痔瘻根治術を検討する．

▶ 再燃した場合は？

　　上記に加え，アダリムマブへの変更を考慮する．

▶ 寛解の判断と維持療法への移行のタイミング

　　痔瘻の改善とともに，大腸の縦走潰瘍，狭窄部を内視鏡的に評価し，寛解の判断を行う．

症例❷のチェックリスト

導入療法

免疫調節薬	☑ インフリキシマブによる寛解導入療法との併用	☑ 禁忌となる背景なし
抗TNF-α抗体製剤	☑ 中等症～重症例 ☐ 既存治療抵抗・困難例 ☐ 免疫調節薬で寛解維持困難・不耐例	☑ 肛門病変あり ☑ 予後不良因子あり ☑ 高度な腸管の線維性狭窄・腹腔内膿瘍なし
インフリキシマブ	☑ 免疫調節薬投与可能 ☐ 自己注射拒否・困難例	☐ アダリムマブ二次無効例 ☐ 8週ごとの点滴が可能
アダリムマブ	☐ インフリキシマブ二次無効例 ☐ インフリキシマブ使用困難例	☐ 免疫調節薬不耐・拒否 ☐ 在宅自己注射希望
経腸成分栄養療法	☑ 軽症～中等症例 ☐ 小腸型,小腸・大腸型 ☑ 薬物治療の副作用に懸念の強い症例	☐ 抗TNF-α抗体製剤二次無効例 ☑ 小児または高齢者 ☐ 予後不良因子が少ない ☑ 狭窄もしくは狭窄症状
中心静脈栄養	☐ 重症例 ☐ 栄養状態不良 ☐ 頻回の下痢 ☐ 狭窄・瘻孔・膿瘍形成	☐ 高度の肛門部病変 ☐ 薬物治療のみで状態の改善が見込めない症例

外科的治療

待機手術	内科的治療抵抗性の ☑ 狭窄 ☑ 瘻孔	☐ 膿瘍 ☑ 肛門病変 ☐ 癌

※外科手術は1つでも当てはまる場合は考慮する

➡ チェックが多い抗TNF-α抗体製剤（インフリキシマブ）を選択した

▶ 患者・家族への説明

　痔瘻が活動性のバロメーターになることを説明し，また，高齢者ではインフリキシマブの副作用である結核などの感染症を起こしやすいため，特に呼吸器症状に注意するよう指導する．

▶ こんなときは専門医へコンサルト

　インフリキシマブの無効あるいは効果減弱がみられた場合，安易に 10 mg/kg に増量はせず，専門医に相談のこと．痔瘻悪化の際は根治術が必要になるため外科へコンサルトを．

文献
1 ）厚生労働科学研究費補助金 難治性疾患克服研究事業 難治性炎症性腸管障害に関する調査研究班 平成 22 年度分担研究報告書，2011
2 ）Foxworthy DM & Wilson JA：J Am Geriatr Soc, 33：492-495, 1985
3 ）Freeman HJ：J Clin Gastroenterol, 39：774-777, 2005
4 ）Lobatón T, et al：Aliment Pharmacol Ther, 42：441-451, 2015

付録　妊娠，授乳婦における薬剤の安全性

八木澤啓司

はじめに

　炎症性腸疾患（IBD）は10代後半〜20代の若年に好発し，さらに小児の発症例も少なくない．根治的治療が確立されていない現在においては，人生のさまざまなイベント（学校生活，受験，就職，恋愛，結婚，妊娠・出産，育児など）を病気を抱えながら迎えることになる．以前は治療法も乏しく，長期的なステロイド使用による副作用や厳しい食事制限に悩まされながらも増悪をくり返し，実生活だけではなく気持ちの面でも大きく制限されていたように思えるが，近年では，本書でも紹介されているように多くの薬剤が開発されたことで安定した病状コントロールが可能となり，これら人生のイベントを健常人と変わらずに迎えられる人も多くなってきている．

　挙児希望の患者にとって，薬を使用することは最もデリケートな問題のひとつである．IBD治療薬に限らず薬剤が妊娠・授乳に影響を与えうることは一般に広く認識されており，その使用に際し不安を有する患者は少なくない．しかしIBDの活動期では妊孕性が低下し，また妊娠中の再燃が母子の予後不良因子であるとされ，薬剤使用による病状のコントロールが母子の健康に対し有益性が高いとする考え方が海外を中心に主流となっている[1]．妊娠に対して安易に薬剤を中止せず，薬剤使用のリスク・ベネフィットを慎重に吟味し，さらに患者が納得・安心して病気の治療と妊娠が継続できるよう，十分に説明をする必要がある．

　本項では，現在日本で使用可能なIBD治療薬の妊娠・授乳への影響について，添付文書や参照すべき書籍・ガイドラインの記載を一覧としてまとめた．今後の診療にお役立ていただきたい．表の記載内容の詳細については原典を必ず確認すること．

妊婦における安全性（表1）

● 添付文書

- 日本における公的な文書であり，その記載内容は必ず参照する．ただし，現状に則していない記載も多いため，適用には十分注意する．また，添付文書と異なる使用が必要な場合は，その旨を患者に十分説明する．
- 有益性投与：治療上（使用上）の有益性が危険性を上回ると判断される場合にのみ投与すること，と記載されているもの．

● FDA 分類

- アメリカFDAによる薬剤の胎児に対する影響を5段階で評価したもの．臨床上参考とされることが多い．しかし，単純なランク付けとの誤解が多く，正式にはこの5段階分類は廃止され，2015年6月30日より新たな表示ルールが適用されている．

【表中の表記】

アメリカFDAによる胎児への薬剤の危険度を表す評価基準．

A：ヒト対象の試験で危険性が見いだされない，**B**：ヒトでの危険性の証拠はない，**C**：危険性を否定することはできない，**D**：危険性を示す確かな証拠がある，**X**：妊娠中は禁忌．

―：分類なし．

● ECCO Reproduction and Pregnancy Consensus (Edition 2015) [1]

- IBDの世界的学会のひとつであるECCOが2015年に発表した生殖・妊娠に関するコンセンサスペーパー．**表1**はTable. 1を参考に作成している．

【表中の表記】

・**Low Risk**：妊娠中の使用による危険性は小さい．

・**Avoid 1st Trimester**：第1三半期での使用は避ける．

・―：原典に記載なし．

● 妊娠と薬 第2版 [2]

- 表1，2に記載した危険度点数のほかに，妊婦・授乳婦と薬の影響の一般的考え方，虎の門病院「妊娠と薬」外来での実例，患者への具体的な説明内容なども記載されており，参考となる．

【表中の表記】

・**薬剤危険度点数**：当該薬剤の危険度について疫学調査，症例報告，相談事例，生殖試験・基礎試験を評価し，催奇形の観点から0〜5点の6段階で評価したもの．点数が低いほど薬剤としての危険度は低いと考えるが，服用時期により影響は異なる．

・―：原典に記載なし．

● 産婦人科診療ガイドライン 産科編 2014 [3]

- 日本産科婦人科学会／日本産婦人科医会によるガイドライン．

【表中の表記】

・○：添付文書上禁忌薬のうち，妊娠初期の偶発使用時に有意な胎児リスク上昇はないと判断してよい薬剤．

・可能であれば投与を中止，または他剤に変更し，投与が不可欠であれば胎児リスクを説明のうえ継続する．

- アザチオプリン，シクロスポリン，タクロリムスは，臓器移植後やステロイド単独では治療効果が不十分な膠原病患者においては投与が必須，または推奨されている（IBDに関する記載はない）．
- —：原典に記載なし．

Drug in Pregnancy and Lactation 10th [4]

- 1,200もの医薬品について妊婦・胎児，授乳への影響が評価されている．

【表中の表記】
- **Compatible**：胎児毒性はきわめて低いまたはない，**Low Risk**：有意なリスク上昇は認められない，**Risk in 3rd trimester**：第3三半期の投与で胎児毒性のリスク上昇の可能性がある，**Risk**：全妊娠期間において胎児毒性のリスク上昇の可能性がある（原典では17の分類がされている）．
- —：原典に記載なし．

授乳婦における安全性 (表2)

添付文書
- 記載内容は必ず参照すべきだが，ほとんどの薬剤において授乳を避ける旨が記載されており，現状に則していない．患者へは十分説明のうえ，ほかの資料を参考とすべきである．

妊娠と薬情報センター[5]
- 国立成育医療研究センターが厚生労働省の事業として妊婦・授乳婦に対する服薬の影響に関する相談・情報収集を実施している機関である．患者である女性が妊娠前の段階から相談できる窓口があり，その存在を教えることは勧められる．

【表中の表記】
- ○：授乳中に使用できると思われる薬．

ECCO Reproduction and Pregnancy Consensus (Edition 2015) [1]

- 表2はTable. 1を参考に作成している．

【表中の表記】
- **(Probably) Low Risk**：授乳による乳児への影響は（おそらく）小さい．
- **Avoid**：投与を避ける．
- —：原典に記載なし．

- ### LactMed[6]
  - アメリカ国立衛生研究所が運営するウェブサイト．各薬剤についてウェブ検索が可能．上記妊娠と薬情報センターでも信頼できるデータベースとして紹介されている．

  【表中の表記】
  - ○：投与可能と考えられる薬剤，△：長期使用時の安全性は確立されていない，他剤への変更を検討する．
  - ―：原典に記載なし．

- ### Drug in Pregnancy and Lactation 10th [4]
  【表中の表記】
  - (Probably) Compatible：授乳による乳児への影響は（おそらく）ない，**Potential Toxicity**：乳児への影響（の可能性）があり，有益性が高い場合にのみ使用する（成書では7つの分類がされている）．
  - ―：原典に記載なし．

- ### Medications & Mother's Milk 16th [7]
  - 1,300以上もの医薬品等の授乳への影響について記載されている．

  【表中の表記】
  - **L1**：授乳による乳児への影響はない，**L2**：授乳による乳児への影響はないと考えられる，**L3**：乳児へ重大ではない副作用を起こす可能性がある，または新薬等でデータが乏しい．
  - 有益性が高い場合にのみ使用する（成書ではL1～L5の分類がされている）．
  - ―：原典に記載なし．

男性が服用する薬の影響について

- 一般に薬剤の影響を受けた精子はいわゆるall or noneの法則が働き，催奇形の観点からは影響はほとんどないと考えられる[2]．日本で使用されるIBD治療薬では下記で精子形成への影響が示唆されている．
- サラゾスルファピリジン：精子数，精子運動性が可逆的に減少し，妊孕性が低下するとされる．2～3カ月の休薬により回復する．可能であればほかの5-ASA製剤への変更を考慮する．
- ガンシクロビル：動物実験にて通常用量で不可逆的な精子形成障害が起き，妊孕性の低下が示唆されている．投与中および投与終了後90日間は避妊を行わせる．

表1 妊婦におけるIBD治療薬の安全性

成分名	添付文書	FDA分類	ECCO Consensus 2015	妊娠と薬情報センター 薬剤危険度点数	産婦人科診療ガイドライン 産科編 2014	Drug in Pregnancy and Lactation 10th
サラゾスルファピリジン	投与しないことが望ましい	B	Low Risk	1点	4〜5mg/日の葉酸投与を考慮	Risk in 3rd Trimester
メサラジン	有益性投与	B	Low Risk	1点	—	Compatible
プレドニゾロン	有益性投与	C	Low Risk	3点	—	Risk
アザチオプリン	禁忌	D	Low Risk	—	○	Risk in 3rd Trimester
6-メルカプトプリン	投与しないことが望ましい	D	Low Risk	—	—	Risk in 3rd Trimester
インフリキシマブ	有益性投与	B	Low Risk※1	—	—	Low Risk
アダリムマブ	有益性投与	B	Low Risk※1	—	—	Compatible
シクロスポリン	禁忌	C	※2	—	○	Low Risk
タクロリムス	禁忌	C	※2	—	—	Low Risk
経腸成分栄養剤 (ビタミンA含有)	初期の大量投与は禁忌	A	—	0〜5点※3 (ビタミンAの記載)	—	Compatible (ビタミンAの記載)
シプロフロキサシン	※4	C	Avoid 1st Trimester	1点	○	Potential Toxicity
メトロニダゾール	有益性投与	B	Avoid 1st Trimester	—	—	Low Risk
ガンシクロビル	禁忌	C	—	—	—	Compatible※5

※1 第2, 3三半期ではIgG抗体であるIgG抗TNF-α抗体製剤が胎盤を通過する。質解維持症例では妊娠24週以降の休薬を考慮する。
※2 リスク分類なし。カルシニューリン阻害薬の移植領域での使用において催奇形性の増加は認められていない。IBDでの報告はごく僅かである。
※3 5,000 IU未満0点、5,000 IU〜10,000 IU未満1点、10,000 IU〜25,000 IU未満2〜4点、25,000 IU以上3〜5点。なお、エレンタール®配合内用剤は1包 (80g) あたりビタミンA 648 IUを含有する。
※4 妊娠3カ月以内の女性は禁忌 (有益性が危険性を上回ると判断される疾患の場合は除く)。
※5 胎児毒性を起こすで可能性はあるが、サイトメガロウイルス感染の胎児への影響を考慮すると投与可能と考えられる。
— : 原典に記載なし。

表2 授乳婦におけるIBD治療薬の安全性

成分名	添付文書	妊娠と薬情報センター	ECCO consensus 2015	LactMed	Drug in Pregnancy and Lactation 10th	Medications & Mothers' Milk 16th
メサラジン	授乳を避ける	—	Low risk	○	Potential Toxicity	L3
サラゾスルファピリジン	授乳を避ける	—	Low risk	○	Potential Toxicity	L3
プレドニゾロン	授乳を避ける	—	Low risk[※1]	○[※1]	Probably Compatible	L2
アザチオプリン	授乳を避ける	—	Low risk	○[※3]	Probably Compatible	L3
6-メルカプトプリン	授乳を避ける	—	Low risk	○[※3]	Compatible	L3
インフリキシマブ	授乳を避ける	○	Probably Low risk	○	Probably Compatible	L3
アダリムマブ	授乳を避ける	—	Probably Low risk	○	Probably Compatible	L3
タクロリムス	授乳を避ける	—	[※2]	○	Potential Toxicity	L2
シクロスポリン	授乳を避ける	—	[※2]	○	Potential Toxicity	L3
成分栄養剤（ビタミンA含有）	—	—	—	○	Compatible	L3
シプロフロキサシン	授乳を避ける	○	Avoid	○	Potential Toxicity	L3
メトロニダゾール	授乳を避ける	—	Avoid	△	Potential Toxicity	L2
ガンシクロビル	授乳を中止させる	—	—	—	Potential Toxicity	L3

※1 服用4時間以降の授乳を考慮する。
※2 リスク分類なし。リスクを評価できるデータが乏しい。
※3 血球数測定、肝機能検査など乳児への副作用モニタリングを考慮する。
—：原典に記載なし。

参考文献

1) C. J. van der Woude, et al：Journal of Crohn's and Colitis, 2015, 1-18
2)「実践妊娠と薬 第2版」(林 昌洋, 他/編), じほう, 2010
3)「産婦人科診療ガイドライン－産科編 2014」(日本産科婦人科学会・日本産婦人科医会/編・監), 2014
4)「Drugs in Pregnancy and Lactation Tenth Edition」(Briggs GG, et al, eds), Wolters Kluwer Health, 2015
5) 妊娠と薬情報センター (http://www.ncchd.go.jp/kusuri/lactation/med_druglist.html)
6) LactMed (http://toxnet.nlm.nih.gov/newtoxnet/lactmed.htm)
7)「Medications & Mothers' Milk Sixteenth Edition」(Thomas W.Hale, et al, eds), HALE PUBLISHING, 2014

略語一覧

■ 薬剤略語一覧

略語	英語	日本語
5-ASA	5-aminosalicylic acid	5-アミノサリチル酸
6-MP	6-mercaptopurine	6-メルカプトプリン
ADA	adalimumab	アダリムマブ
AZA	azathioprine	アザチオプリン
IFX	infliximab	インフリキシマブ
NSAIDs	nonsteroidal anti-inflammatory drugs	非ステロイド性抗炎症薬
PSL	prednisolone	プレドニゾロン
ST合剤	sulfamethoxazole trimethoprim	ST合剤

■ その他の略語一覧

略語	英語	日本語
6-meTIMP	6-methyl thioinosine monophosphate	6-メチルチオイノシン一リン酸
6-MMP	6-methyl mercaptopurine	6-メチルメルカプトプリン
6-TGN	6-thioguanine nucleotide	6-チオグアニンヌクレオチド
6-TIMP	6-thioinosine monophosphate	6-チオイノシン一リン酸
ACTH	adrenocorticotropic hormone	副腎皮質ホルモン
BMI	body mass index	肥満指数
CAM	complementary and alternative medicine	補完代替医療
CD	Crohn's disease	クローン病
CDAI	Crohn's disease activity index	クローン病活動指数
CMV	Cytomegalovirus	サイトメガロウイルス
CRP	C-reactive protein	C反応性タンパク
CVC	central venous catheter	中心静脈カテーテル
ECCO	European Crohn's and Colitis Organization	
FDA	Food and Drug Administration	アメリカ食品医薬品局
FMT	fecal microbiota transplantation	糞便移植
GMA	granulocyte and monocyte apheresis	顆粒球・単球吸着除去療法
GWAS	genome-wide association study	ゲノムワイド関連解析
HPN	home parenteral nutrition	在宅静脈栄養
HPRT	hypoxanthine phosphoribosyltransferase	ヒポキサンチンホスホリボシルトランスフェラーゼ
IBD	inflammatory bowel disease	炎症性腸疾患

IGRA	interferon-gamma release assays	インターフェロン-γ遊離試験
incisional SSI	incisional surgical site infection	切開創感染
IOIBD	international organization for the study of IBD	
LCAP	leukocytapheresis	白血球除去療法
MCV	mean corpuscular volume	平均赤血球容積
SSI	surgical site infection	手術部位感染
PICC	peripherally inserted central catheter	末梢挿入中心静脈カテーテル
PPN	peripheral parenteral nutrition	末梢静脈栄養法
QFT	QuantiFERON-TB	クォンティフェロンTB
QOL	quality of life	生活の質
RCT	randomized controlled trial	ランダム化比較試験
RI	remote infection	術野外感染
TNF-α	tumor necrosis factor-α	腫瘍壊死因子α
TPMT	thiopurine methyltransferase	チオプリンメチルトランスフェラーゼ
TPN	total parenteral nutrition	完全静脈栄養法
UC	ulcerative colitis	潰瘍性大腸炎
XO	xanthine oxidase	キサンチンオキシダーゼ

索 引

数 字

5-ASA アレルギー ……………… 50
5-ASA 製剤 …… 30, 46, 53, 176
6-メルカプトプリン …… 66, 182

欧 文

A～C

ADA ……………………………… 159
ATM療法 ……………………… 107
CAM ……………………………… 103
CDAI ……………………………… 37
CMV感染 ……………………… 114
CVC ……………………………… 95
CYP3A4 ………………………… 85

D～I

dysbiosis ……………………… 107
GMA …………………… 112, 169
Harvey-Bradshaw index … 37
HPN ……………………………… 94
IFX ……………………………… 156
infusion reaction …………… 79
intensive GMA療法 ……… 173
intensive therapy …… 112, 169
IOIBD …………………………… 37

L～P

LCAP …………………… 112, 169
Loss of response …………… 77
Mayo内視鏡サブスコア … 178
non responder ……………… 163

PICC ……………………………… 95
PPN ……………………………… 94

R～T

responder …………………… 163
simple CDAI ………………… 37
Step up ………………………… 41
Step up therapy（治療）
……………………………… 76, 206
S状結腸切除術 ……………… 238
Top down ……………………… 41
Top down therapy（治療）
……………………………… 76, 206
TPN ……………………………… 93

和 文

あ 行

アサコール® …………………… 47
アザチオプリン ………… 66, 182
アダカラム® ………………… 112
アダリムマブ …………… 74, 159
アドヒアランス ………… 88, 180
アモキシシリン …………… 107
アロプリノール ……………… 70
維持療法 ……………………… 90
一次無効 ……………………… 156
イムラン® ……………………… 69
インフリキシマブ …… 74, 156
栄養療法 ……………………… 41
炎症性サイトカイン ……… 122
炎症性腸疾患 ……………… 107

か 行

回腸囊炎 ……………………… 201
回盲部切除術 ……………… 239
潰瘍性大腸炎 ………………… 24
潰瘍性大腸炎の病態 ……… 27
外瘻 …………………………… 223
外瘻形成 ……………………… 37
核酸医薬 ……………………… 123
芽胞形成菌 ………………… 100
顆粒球除去療法 …………… 169
カルシニューリン …………… 83
カルシニューリン阻害薬
………………… 32, 145, 163, 184
寛解維持 …………………… 230
寛解維持療法 ……………… 176
肝機能障害 …………………… 69
環境因子 ……………………… 25
肝脾T細胞性リンパ腫 …… 79
漢方薬 ……………………… 102
偽膜性腸炎 ………………… 110
狭窄 …………………… 37, 213, 247
局所5-ASA注腸・坐剤 …… 54
局所ステロイド注腸・坐剤
…………………………………… 54
局所製剤 ……………………… 55
局所療法 …………… 53, 130, 205
局所療法無効 ……………… 134
クラリスロマイシン ……… 109
クローン病 ……………… 34, 39
経口プレドニゾロン ……… 61
経腸栄養療法 ……………… 88
経腸成分栄養剤 …………… 232
経腸成分栄養療法 …… 88, 230

外科手術 …………………… 236	術後治療 …………………… 236	吻合術 ……………………… 201
外科的治療 ………………… 42	消化態栄養剤 ……………… 88	タクロリムス
血球成分除去療法	小腸型 …………………… 35, 87	…………… 83, 109, 163, 180, 190
…… 31, 111, 169, 171, 184, 187	小腸型初発例 ……………… 208	多剤耐性腸球菌製剤 ……… 110
血中トラフ濃度 …………… 84	小腸狭窄 …………………… 219	遅発性過敏症 ……………… 79
結腸狭窄 …………………… 232	小腸・大腸型 ……… 35, 87, 238	中心静脈栄養療法（TPN）
抗TNF-α抗体製剤	痔瘻 ……………… 223, 233, 248	……………………………… 93
26, 32, 113, 122, 145, 154, 184,	新規治療 …………………… 122	中心静脈カテーテル（CVC）
206, 230	振戦 ………………………… 85	……………………………… 95
高カロリー輸液 …………… 93	膵酵素上昇 ………………… 69	注腸剤 ……………………… 57
抗菌薬 ………… 106, 110, 201, 205	水溶性プレドニン® ……… 61	注腸療法 …………………… 57
抗菌薬耐性乳酸菌製剤 …… 100	ステロイド …………… 60, 184	腸管狭窄 …………………… 213
肛門周囲膿瘍 ……………… 223	ステロイド依存性 ………… 62	腸管上皮再生療法 ………… 26
肛門病変 …………………… 223	ステロイド吸収 …………… 143	腸管皮膚瘻 ………………… 223
高齢者 ……………………… 242	ステロイド性骨粗鬆症 …… 63	腸内細菌叢 …………… 25, 107
	ステロイド抵抗性	腸閉塞 ……………………… 239
さ 行	…………………… 62, 145, 154	腸瘻 ………………………… 238
在宅中心静脈栄養療法	ステロイド抵抗例	直腸炎型潰瘍性大腸炎 …… 130
（HPN）…………………… 94	…………………… 145, 154, 169	直腸炎型初発例 …………… 132
再燃 ………………………… 38	ステロイド投与による副作用	治療目標 …………………… 42
再発 ………………………… 38	……………………………… 63	テトラサイクリン ………… 107
サプリメント ……………… 103	成分栄養剤 ………………… 88	テネスムス ………………… 130
サラゾスルファピリジン	セルソーバEX® …………… 112	投与時反応 ………………… 79
…………………………… 46, 54	線維性狭窄 ………………… 213	
サラゾピリン® …………… 47	穿孔 ………………………… 245	**な 行**
シクロスポリン …………… 83	全大腸炎型潰瘍性大腸炎	内科的治療 ………………… 39
シクロスポリン持続静注療法	…………………………… 189	内視鏡治療 ………………… 42
…………………………… 113	全大腸炎型初発 …………… 137	内視鏡的再発 ……………… 236
指定難病 …………………… 141		内瘻形成 …………………… 37
シプロキサン® …………… 203	**た 行**	ナファモスタットメシル酸塩
シプロフロキサシン ……… 107	体位変換 …………………… 57	…………………………… 114
脂肪乳剤 …………………… 94	体外循環 …………………… 114	難治症例 …………………… 242
重症度分類 ………………… 36	大建中湯 …………………… 104	難治性炎症性腸管障害 …… 137
手術創 ……………………… 225	耐性乳酸菌 ………………… 98	二次無効 …………… 77, 91, 159
術後 ………………………… 232	大腸型 ……………………… 35	乳酸菌 ……………………… 98
術後回腸嚢炎 ……………… 201	大腸狭窄 …………………… 215	ニューモシスチス肺炎 …… 84
術後再燃予防 ……………… 87	大腸全摘・回腸嚢肛門（管）	粘膜治癒 …………………… 180

index

膿瘍 227

は 行

ハーブ 103
バクテリアルトランス
　ロケーション 95
橋渡し治療 112
白血球除去療法 169
半消化態栄養剤 88
ビフィズス菌 98
複雑痔瘻 247
副腎皮質ステロイド
　　　　　　30, 53, 59
浮腫性狭窄 213
ブデソニド 62
フラジール® 202
プレドニゾロン
　　　　　54, 60, 61, 178
プレドニン® 61
プログラフ® 190
プロバイオティクス 97, 110
吻合部切除術 238
糞便移植治療 26
ベタメタゾン 54
ヘパリンナトリウム 114
便移植 126
ペンタサ® 47, 190
ペンタサ® 増量 141
ペンタサ® 不耐 140

ま 行

末梢静脈栄養法（PPN） 94
末梢挿入型中心静脈
　カテーテル（PICC） 95
満月様顔貌 63

慢性持続型症例 184
メサラジン 46, 47, 54
メサラジン注腸 54
メトロニダゾール 107
免疫調節薬 32, 66, 144, 182

や・ら 行

薬物療法 41
予後不良因子 206
酪酸菌 98
ラクトミン 98
リフィーディング症候群 90
臨床的寛解 179
ロイケリン® 69

261

チェックリストでわかる！ IBD治療薬の選び方・使い方
重症度と患者背景から導く炎症性腸疾患の処方

2015年11月 1日 第1刷発行	監 修	日比紀文
2019年 4月15日 第2刷発行	編 集	小林 拓, 新﨑信一郎
	発行人	一戸裕子
	発行所	株式会社 羊 土 社
		〒101-0052
		東京都千代田区神田小川町2-5-1
		TEL 03 (5282) 1211
		FAX 03 (5282) 1212
		E-mail eigyo@yodosha.co.jp
ⓒ YODOSHA CO., LTD. 2015		URL www.yodosha.co.jp/
Printed in Japan	装 幀	関原直子
ISBN978-4-7581-1057-0	印刷所	日経印刷 株式会社

本書に掲載する著作物の複製権，上映権，譲渡権，公衆送信権（送信可能化権を含む）は（株）羊土社が保有します．
本書を無断で複製する行為（コピー，スキャン，デジタルデータ化など）は，著作権法上での限られた例外（「私的使用のための複製」など）を除き禁じられています．研究活動，診療を含み業務上使用する目的で上記の行為を行うことは大学，病院，企業などにおける内部的な利用であっても，私的使用には該当せず，違法です．また私的使用のためであっても，代行業者等の第三者に依頼して上記の行為を行うことは違法となります．

JCOPY ＜（社）出版者著作権管理機構 委託出版物＞
本書の無断複写は著作権法上での例外を除き禁じられています．複写される場合は，そのつど事前に，（社）出版者著作権管理機構（TEL 03-5244-5088, FAX 03-5244-5089, e-mail：info@jcopy.or.jp）の許諾を得てください．

羊土社のオススメ書籍

IBDを日常診療で診る
炎症性腸疾患を疑うべき症状と，患者にあわせた治療法

日比紀文，久松理一／編

IBDの診断と治療の進め方を，最新のガイドラインに対応してわかりやすく解説！炎症性腸疾患を疑うべき症状から，薬の使い分け，患者さんの日常生活の注意点など，炎症性腸疾患を診るすべての医師に役立つ実践書．

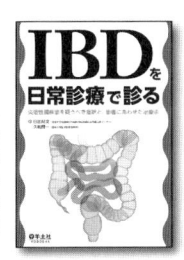

- ■ 定価（本体5,000円＋税） ■ B5判
- ■ 256頁　■ ISBN 978-4-7581-1060-0

チーム医療につなげる！IBD診療ビジュアルテキスト

日比紀文／監
横山　薫，ほか／編

IBD診療に携わるメディカルスタッフ・医師は必読の学会推薦テキスト！IBDの基礎知識や，外科・内科治療はもちろん，みんなが悩む食事・栄養療法，女性や小児の診方とサポートまで，豊富な図表でやさしく解説！

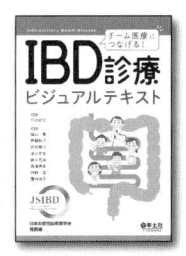

- ■ 定価（本体4,000円＋税） ■ B5判
- ■ 287頁　■ ISBN 978-4-7581-1063-1

これなら見逃さない！胃X線読影法 虎の巻
シェーマ＋内視鏡像＋病理像で一目瞭然！

中原慶太／著

「輪郭→ひだ→粘膜面の順番にみる」といった基本ルールに沿った解説で，胃癌を見落とさない読影力が身につく！X線画像の読み方をシェーマ・内視鏡像・病理像で視覚的に説明，病変の見方が一目でわかる一冊です．

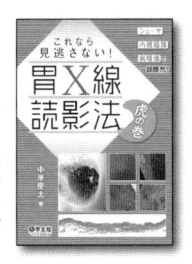

- ■ 定価（本体6,000円＋税） ■ B5判
- ■ 309頁　■ ISBN 978-4-7581-1058-7

大圃流 消化器内視鏡の介助・ケア

大圃　研，港　洋平，
青木亜由美，佐藤貴幸，
志賀拓也／著

器具受渡し・操作，機器設定の使い分け，患者観察・対応のポイント…など皆が知りたい介助・ケアのコツをやさしく"具体的に"解説．親しみやすい文章でスラスラ読めて，すぐ現場で活かせる！Web動画付き！

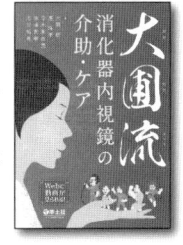

- ■ 定価（本体3,600円＋税） ■ B5判
- ■ 278頁　■ ISBN 978-4-7581-1065-5

発行　羊土社 YODOSHA
〒101-0052　東京都千代田区神田小川町2-5-1　TEL 03(5282)1211　FAX 03(5282)1212
E-mail：eigyo@yodosha.co.jp
URL：http://www.yodosha.co.jp/

ご注文は最寄りの書店，または小社営業部まで

羊土社のオススメ書籍

胆膵内視鏡の
診断・治療の基本手技
第3版

糸井隆夫／編

胆膵内視鏡の定番書が5年ぶりに待望の改訂！新しい技術やデバイスを盛り込み、内容を全面アップデートしました．これから学び始める初学者にも，より腕を磨きたい医師にもお薦めの1冊！Webで動画も見られます．

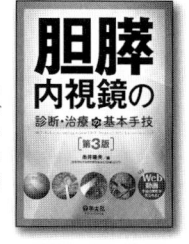

- 定価（本体9,200円＋税）　■ B5判
- 310頁　■ ISBN 978-4-7581-1064-8

治療に活かす！
栄養療法
はじめの一歩

清水健一郎／著

"なんとなく"行っていた栄養療法に自信がつく！「疾患治療に栄養が大切なのはなぜ？」「経腸栄養剤の違いと選び方は？」など基本的な考え方から現場で役立つ知識まで自然に身につく医師のための入門書

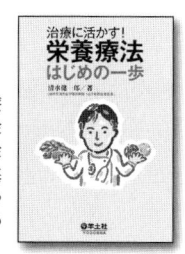

- 定価（本体3,300円＋税）　■ A5判
- 287頁　■ ISBN 978-4-7581-0892-8

うまく続ける！
消化器がん
薬物療法の
基本とコツ
1stライン、2ndラインのレジメン選択と休薬・減量、副作用対策のポイント

加藤 健，森実千種／編

消化器がんレジメンのベストチョイスがわかる！エビデンスと経験をもとに，1stライン，2ndラインでの使い分け，患者背景ごとの使い分けをエキスパートが解説．選び方と続け方のコツがつかめる！

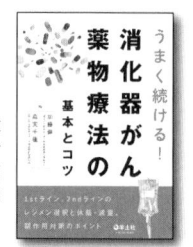

- 定価（本体5,000円＋税）　■ B5判
- 278頁　■ ISBN 978-4-7581-1059-4

あらゆる症例に対応できる！
消化器がん
化学療法
標準治療からPS不良・多発転移・骨髄抑制など難渋例の対応まで、患者さん一人ひとりに合わせた治療戦略がわかる

室 圭，加藤 健，池田公史／編

標準治療だけでなく，対応が難しい症例の治療や合併症・副作用対策など，実臨床で役立つ知識が満載．根拠と豊富な症例で病態に応じたきめ細やかな対応が身につく！好評書「消化器がん化学療法の実践」を大幅刷新．

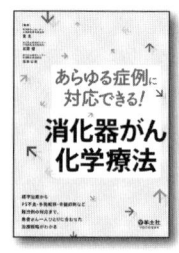

- 定価（本体5,500円＋税）　■ B5判
- 445頁　■ ISBN 978-4-7581-1055-6

発行　羊土社 YODOSHA　〒101-0052 東京都千代田区神田小川町2-5-1　TEL 03(5282)1211　FAX 03(5282)1212
E-mail：eigyo@yodosha.co.jp
URL：www.yodosha.co.jp/

ご注文は最寄りの書店，または小社営業部まで